# 外军武器装备识别手册

主　编　王　飞　张　强

副主编　赵和平　何　俊

哈尔滨工程大学出版社
Harbin Engineering University Press

## 内容简介

　　武器装备是作战能力生成的关键因素。为了便于快速识别外军武器装备，本书对美、俄、印、日等国重点研究的具有代表性的武器装备进行了研究，并整理编印成册。本书录入的武器装备涵盖外军陆海空天电网核等各个作战领域，按照陆上装备、海上装备、空中装备、太空（与网络空间）装备、（核与）导弹防御装备、信息系统等六个方面进行划分，每种（套）武器装备均配有相应图片，并分别对其战技指标及配套设备进行详细介绍，既能帮助读者了解外军武器装备发展的特点规律，又能为我军武器装备发展提供有益借鉴。

　　本书不仅是外军武器装备的鉴赏指南，更是一本外军武器装备的百科全书，既可作为军事爱好者的科普读物，也可作为部队和军队院校教学训练的参考书。

### 图书在版编目（CIP）数据

外军武器装备识别手册 / 王飞，张强主编 . — 哈尔滨 : 哈尔滨工程大学出版社 , 2024.3
　ISBN 978-7-5661-4296-2

　Ⅰ . ①外… Ⅱ . ①王… ②张… Ⅲ . ①武器装备 – 识别 – 国外 – 手册 Ⅳ . ① E92-62

中国国家版本馆 CIP 数据核字 (2024) 第 055233 号

**外军武器装备识别手册**
WAIJUN WUQI ZHUANGBEI SHIBIE SHOUCE

◎**选题策划**　田　婧　◎**责任编辑**　丁　伟　◎**封面设计**　李海波

| | |
|---|---|
| **出版发行** | 哈尔滨工程大学出版社 |
| **社　　址** | 哈尔滨市南岗区南通大街 145 号 |
| **邮政编码** | 150001 |
| **发行电话** | 0451-82519328 |
| **传　　真** | 0451-82519699 |
| **经　　销** | 新华书店 |
| **印　　刷** | 哈尔滨午阳印刷有限公司 |
| **开　　本** | 787 mm×960 mm　1/16 |
| **印　　张** | 17.5 |
| **字　　数** | 352 千字 |
| **版　　次** | 2024 年 3 月第 1 版 |
| **印　　次** | 2024 年 3 月第 1 次印刷 |
| **书　　号** | ISBN 978-7-5661-4296-2 |
| **定　　价** | 98.00 元 |

http: //www.hrbeupress.com
E-mail：heupress@hrbeu.edu.cn

# 编写委员会

# 前　言

　　战争实践证明，武器装备是提高部队整体作战能力的物质基础，直接影响着战备水平和战争胜负。在现代战争中，武器装备对战争胜负的影响愈加凸显。当前，新一轮科技革命、产业革命、军事革命正快速演进，武器装备远程精确化、智能化、隐身化、无人化趋势更加明显，一些先进武器装备从技术上突破了时空界限，将改变传统战争的攻防格局。

　　为适应信息化战争和信息化军队的需求，各国都把发展信息化武器装备摆在重要战略位置。21 世纪，坦克、步兵战车、自行火炮、武装直升机已成为信息化的作战平台；除部分枪械之外，各种火炮发射装置都将是信息化的装备，并能发射信息化的弹药，甚至相当一部分步枪、手枪、机枪也将安装信息瞄准、探测、控制装置，成为信息化枪械。

　　武器装备是作战能力生成的关键因素。为了便于快速识别外军武器装备，本书对美、俄、印、日等国重点研究的具有代表性的武器装备进行了研究，并整理编印成册。本书录入的武器装备涵盖外军陆海空天电网核等各个作战领域，按照陆上装备、海上装备、空中装备、太空（与网络空间）装备、（核与）导弹防御装备、信息系统等六个方面进行划分，每种（套）武器装备均配有相应图片，并分别对其战技指标及配套设备进行详细介绍，既能帮助读者了解外军武器装备发展的特点规律，又能为我军武器装备发展提供有益借鉴。本书不仅是外军武器装备的鉴赏指南，更是一本外军武器装备的百科全书，既可作为军事爱好者的科普读物，也可作为部队和军队院校教学训练的参考书。

　　本书由王飞、张强担任主编，赵和平、何俊担任副主编。院校和部队的一些领导、专家在百忙中审阅了书稿，提出了很多宝贵意见，使本书更具专业性和权威性。本书在编写过程中，也得到了国内多位军事专家的指导帮助。在此，向指导帮助我们的领导、专家以及文献资料的作者们表示感谢！

　　武器装备发展，其内涵博大精深，本书所列举的武器装备仅是冰山一角，需要探索的未知领域还有很多。受编者学术水平所限，书中难免有疏漏和不当之处，敬请广大读者批评指正。

编　者

2023 年 12 月

# 目　录

## 美　国　篇

陆上装备 ···················································· 3

海上装备 ···················································· 21

空中装备 ···················································· 36

太空与网络空间装备 ·········································· 51

核与导弹防御装备 ············································ 60

信息系统 ···················································· 68

## 俄　罗　斯　篇

陆上装备 ···················································· 73

海上装备 ···················································· 88

空中装备 ···················································· 95

太空与网络空间装备 ·········································· 107

核与导弹防御装备 ············································ 118

信息系统 ···················································· 131

## 印　度　篇

陆上装备 ···················································· 145

海上装备 ···················································· 160

空中装备 ···················································· 175

太空与网络空间装备 ·········································· 189

核与导弹防御装备 ············································ 201

信息系统 ···················································· 211

# 日 本 篇

陆上装备 ···················································· 221

海上装备 ···················································· 232

空中装备 ···················································· 244

太空装备 ···················································· 252

导弹防御装备 ·············································· 260

信息系统 ···················································· 264

# 美国篇

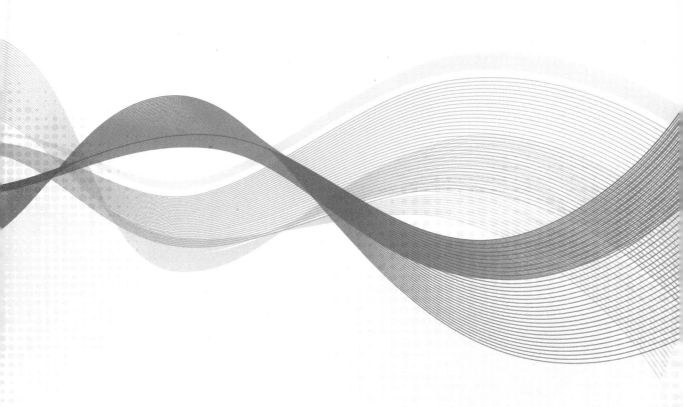

# 陆 上 装 备

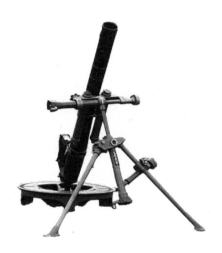

**M224 式 60 毫米迫击炮**

## 战技指标

| | |
|---|---|
| 口径 | 60 毫米 |
| 初速 | 237.7 米 / 秒（M720 榴弹） |
| 最大射程 | 3 489 米 |
| 最小射程 | 50 米 |
| 最大射速 | 30 发 / 分钟 |
| 持续射速 | 15 发 / 分钟 |
| 战斗全重 | 20.8 千克 |
| 炮身重 | 6.4 千克 |
| 炮架重 | 6.9 千克 |
| 座钣重 | 6.4 千克 |
| 瞄准具重 | 1.1 千克 |
| 配用弹种 | M720 榴弹、XM721 照明弹、XM722 发烟弹、XM723 白磷发烟弹 |
| 弹重 | 1.7 千克 |
| 机动方式 | 士兵携行 |
| 识别特征 | 身管后半部有散热螺纹，前半部光滑；采用两脚架，中心连杆通过横托架与炮身相连 |

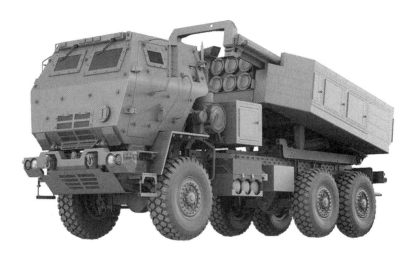

M142"海玛斯"227 毫米高机动性火箭炮系统

## 战技指标

| | |
|---|---|
| 口径 | 227 毫米 |
| 管数 | 6 |
| 发射方式 | 单发、连射、齐射 |
| 高低射界 | −2°～＋60° |
| 方向射界 | 280° |
| 战斗全重 | 13.696 吨 |
| 最大射程 | 70 千米（M31 制导火箭弹）、300 千米（陆军战术导弹） |
| 命中精度 | 小于 10 米（M31 制导火箭弹） |
| 弹长 | 226 毫米（M31 制导火箭弹） |
| 弹重 | 309 千克（M31 制导火箭弹） |
| 行军状态 | 6.94 米（长）×2.39 米（宽）×3.18 米（高） |
| 最大速度 | 89 千米 / 小时 |
| 最大行程 | 480 千米 |
| 爬坡度 | 31° |
| 炮班人数 | 3 人 |
| 识别特征 | 以中型战术卡车为底盘；装配 1 个六联装火箭发射箱 |

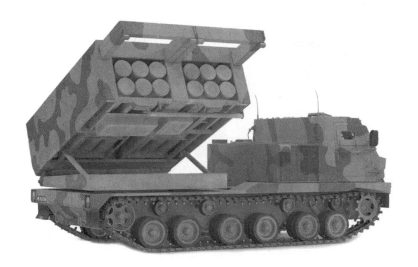

**M270A1 式 227 毫米多管火箭炮**

## 战技指标

| | |
|---|---|
| 口径 | 227 毫米 |
| 管数 | 12 根 |
| 全长 | 6.85 米 |
| 全宽 | 2.97 米 |
| 全重 | 24.56 吨 |
| 弹长 | 226 毫米（M31 制导火箭弹） |
| 弹重 | 309 千克（M31 制导火箭弹） |
| 战斗射速 | 12 发 /50 秒（一次齐射） |
| 高低射界 | － 2°～＋ 60° |
| 方向射界 | 280° |
| 最大射程 | 70 千米（M31 制导火箭弹）、300 千米（陆军战术导弹） |
| 命中精度 | 小于 10 米（M31 制导火箭弹） |
| 安全爆炸距离 | 200 米（M31 制导火箭弹） |
| 行军状态 | 6.93 米（长）×2.97 米（宽）×2.59 米（高） |
| 最大速度 | 64 千米 / 小时 |
| 最大行程 | 483 千米 |
| 炮班人数 | 3 人 |
| 识别特征 | 发射车为 M2 履带式步兵战车底盘；发射装置为分割成两个弹仓的金属箱体式结构，每个弹仓装配 1 个六联火箭发射器或 1 个导弹发射器 |

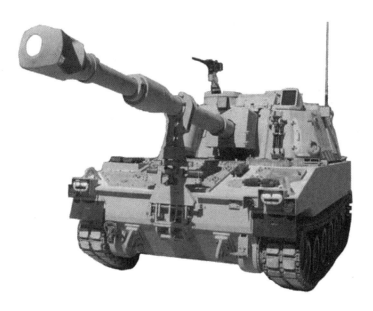

M109A7"帕拉丁"综合管理（PIM）155毫米自行榴弹炮

## 战技指标

| | |
|---|---|
| 口径 | 155毫米 |
| 火炮主尺度 | 9.7米×3.91米×3.73米 |
| 战斗全重 | 35.38吨 |
| 最大射程 | 24千米（普通榴弹）、30千米（火箭增程弹）、40千米（"神剑"精确制导炮弹） |
| 高低射界 | －3°～＋75° |
| 方向射界 | 360° |
| 最大射速 | 4发/分钟 |
| 弹药基数 | 42发（炮弹）、500发（枪弹） |
| 最大行程 | 322千米 |
| 最大速度 | 64.4千米/小时 |
| 燃油储备 | 545升 |
| 爬坡度 | 60% |
| 侧倾坡度 | 40% |
| 炮班人数 | 4人 |
| 识别特征 | 以M2A4步兵战车底盘为基础开发的底盘；加装有炮口初速测量装置；采用半自动装弹系统 |

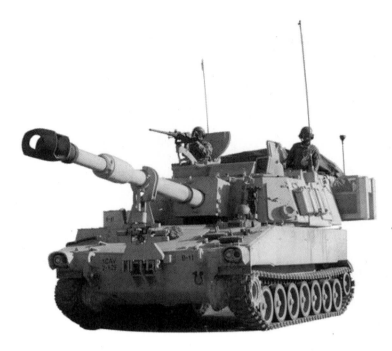

**M109A6"帕拉丁"155 毫米自行榴弹炮**

## 战技指标

| | |
|---|---|
| 口径 | 155 毫米 |
| 火炮主尺度 | 9.804 米 ×3.149 米 ×3.236 米 |
| 战斗全重 | 32 吨 |
| 最大射程 | 24 千米（普通榴弹）、30 千米（火箭增程弹）、40 千米（"神剑"精确制导炮弹） |
| 高低射界 | － 3°～＋ 75° |
| 方向射界 | 360° |
| 最大射速 | 4 发 / 分钟 |
| 弹药基数 | 39 发 |
| 最大行程 | 344 千米 |
| 最大速度 | 56.3 千米 / 小时 |
| 爬坡度 | 60% |
| 侧倾坡度 | 40% |
| 炮班人数 | 4 人 |
| 识别特征 | 履带式底盘；采用人工装弹，没有半自动 / 全自动装弹系统 |

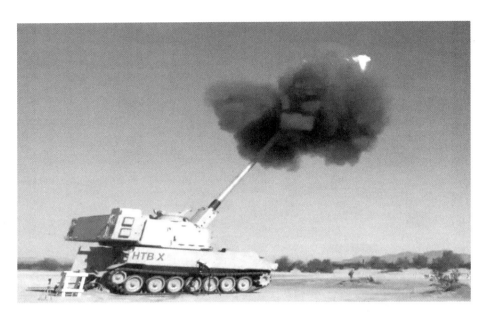

**XM1299 增程火炮**

## 战技指标

| | |
|---|---|
| 口径 | 155 毫米 |
| 身管 | 58 倍口径 XM907 型 155 毫米口径身管 |
| 炮管长 | 8.99 米 |
| 最大射程 | 70 千米（火箭增程弹）、100 千米（"神剑"远程制导炮弹） |
| 持续射速 | 10 发 / 分钟 |
| 炮口制退器 | 双室冲击式 |
| 药室容积 | 27 升 |
| 动力系统 | 675 马力的康明斯 VTA903E–T675 发动机和 HMPT–800–3ECB 变速箱 |
| 识别特征 | 底盘行走部分采用扭杆式悬挂装置，两侧各有 6 对直径 640 毫米的双轮缘挂胶负重轮，无拖带轮；炮口有一硕大双室冲击式炮口制退器 |

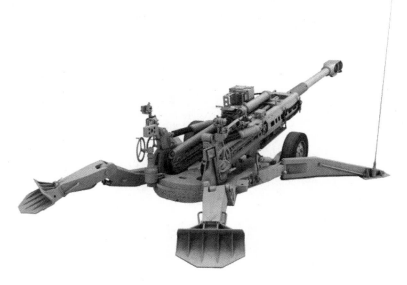

**M777A2 式 155 毫米超轻型牵引榴弹炮**

## 战技指标

| | |
|---|---|
| 口径 | 155 毫米 |
| 运输状态 | 10.584 米（长）×2.589 米（宽）×2.336 米（高） |
| 炮口初速 | 827 米 / 秒 |
| 战斗全重 | 4.128 吨 |
| 最大射程 | 24 千米（普通榴弹）、30 千米（火箭增程弹）、40 千米（"神剑"精确制导炮弹）、50 千米（远程高速弹） |
| 高低射界 | － 5°～ + 70° |
| 方向射界 | － 22.5°～ + 22.5° |
| 最大射速 | 5 发 / 分钟 |
| 最大牵引速度 | 88 千米 / 小时（公路）、50 千米 / 小时（越野） |
| 炮班人数 | 5 ~ 7 人 |
| 识别特征 | 炮口安装有整体式"胡椒瓶"形炮口制退器；炮架没有底板；大架四角形 |

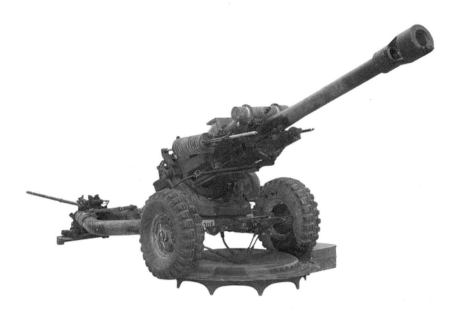

**M119A3 式 105 毫米牵引榴弹炮**

## 战技指标

| | |
|---|---|
| 口径 | 105 毫米 |
| 全宽 | 1.78 米 |
| 全高 | 2.21 米 |
| 战斗全重 | 1.98 吨 |
| 弹丸重 | 15 千克（M1 制式榴弹） |
| 最大射程 | 14.3 千米（M1 制式榴弹）、19.5 千米（火箭增程弹） |
| 高低射界 | － 5.5° ～ ＋ 70° |
| 方向射界 | － 5.5° ～ ＋ 5.5°（不用底盘），360°（使用底盘） |
| 最大射速 | 8 发 / 分钟 |
| 炮班人数 | 6 人 |
| 服役时间 | 2013 年 8 月 |
| 识别特征 | 安装有用于 M200 装药系统的高低水平限制导板 |

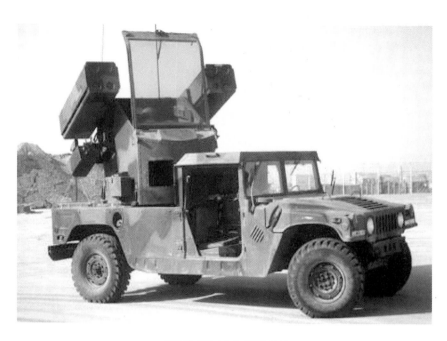

"复仇者"防空导弹系统

## 战技指标

| | |
|---|---|
| 战斗全重 | 3.9 吨 |
| 弹长 | 1.52 米 |
| 弹径 | 70 毫米 |
| 翼展 | 91 毫米 |
| 最大速度 | 2.2 马赫 |
| 射程 | 0.2～4.8 千米 |
| 射高 | 0～3.8 千米 |
| 最大公路速度 | 105 千米 / 小时 |
| 最大公路行程 | 563 千米 |
| 识别特征 | 采用高性能多用途轮式汽车为机动平台；"复仇者"导弹转塔安装在重型"悍马"底盘后部；发射装置为八联装，控制塔两侧各四联，呈箱形对称分布 |

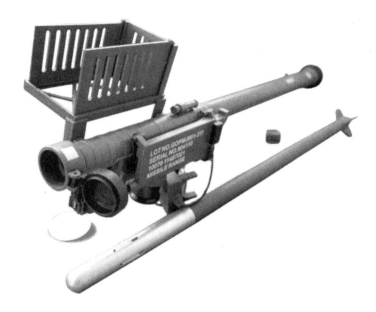

"毒刺"防空导弹系统

## 战技指标

| | |
|---|---|
| 弹长 | 1.52 米 |
| 弹径 | 70 毫米 |
| 战斗部重 | 1 千克 |
| 全弹重 | 15.65 千克 |
| 翼展 | 91 毫米 |
| 最大速度 | 2.2 马赫 |
| 射程 | 0.3 ~ 5 千米 |
| 射高 | 10 ~ 3 000 米 |
| 发射方式 | 单兵肩射 |
| 杀伤概率 | 75%（单发） |
| 反应时间 | 5 秒 |
| 引信 | 触发引信 |
| 动力装置 | Mk27 双推力发动机 |
| 识别特征 | 由发射装置组件和 1 枚导弹、1 个控制手柄、1 部敌我识别询问机和 1 个氩气体电池冷却单元组成 |

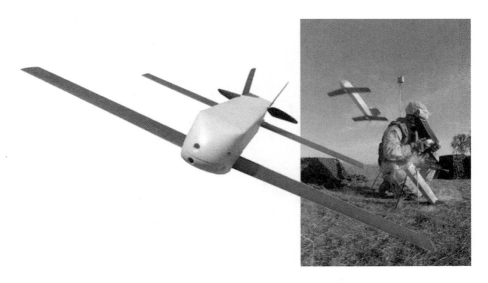

"弹簧刀"巡飞弹

## 战技指标

| | |
|---|---|
| 弹长 | 360 毫米 |
| 翼展 | 610 毫米 |
| 发射质量 | 2.5 千克 |
| 作战高度 | 150 米 |
| 巡飞速度 | 28 米 / 秒 |
| 最大速度 | 44.7 米 / 秒 |
| 作战范围 | 10 千米 |
| 巡飞时间 | 15 分钟 |
| 飞行高度 | 150 ~ 4 500 米 |
| 发射方式 | 单兵便携式地面发射器压缩空气弹射 |
| 瞄准方式 | 正面和侧面双重观察 EO 摄像机，IR 鼻子摄像机，稳定电子云台变焦 |
| 服役时间 | 2012 年 |

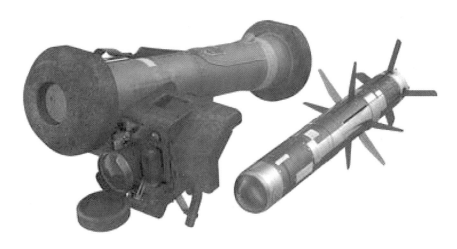

"标枪"中型反坦克导弹系统

## 战技指标

| | |
|---|---|
| 弹长 | 1.1 米 |
| 弹径 | 127 毫米 |
| 弹重 | 11.8 千克 |
| 全重 | 22.3 千克 |
| 最大速度 | 0.4 马赫 |
| 有效射程 | 4.75 千米 |
| 制导体制 | 图像红外寻的 |
| 推进器 | 两级固体推进器 |
| 发射平台 | 肩扛发射，也可安装于轮式或两栖车辆 |
| 系统组成 | 发射包装筒、导弹和瞄准控制单元 |
| 服役时间 | 1996 年 |
| 识别特征 | 配备 1 个红外线成像搜寻器，2 枚锥形装药的纵列弹头发动机 |

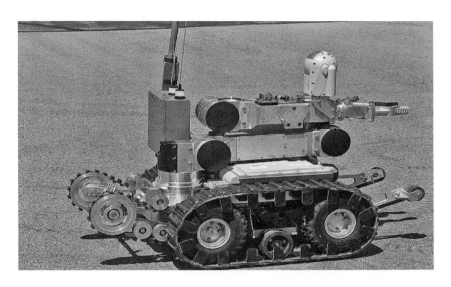

"安德罗斯 HD-2" 无人车

## 战技指标

| | |
|---|---|
| 车长 | 990 毫米 |
| 车宽 | 660 毫米 |
| 车高 | 910 毫米 |
| 车重 | 95 千克 |
| 最大速度 | 6.9 千米 / 小时 |
| 持续工作时间 | 4 小时 |
| 爬坡度 | 30° |
| 越障高 | 11.4 厘米 |
| 控制距离 | 无线电（数字）：1 千米；无线电（模拟）：200 米；光纤：365 米；电缆：100 米 |
| 机械臂最大提升力 | 展开时：25 千克；未展开时：50 千克 |
| 最大抓取范围 | 2.13 米 |

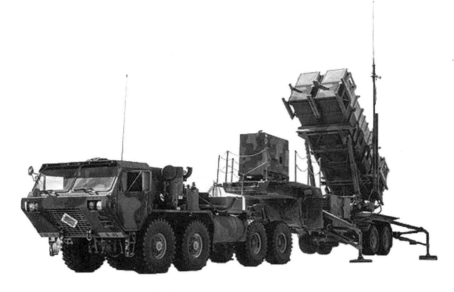

"爱国者 –2"防空导弹系统（PAC–2 GEM–T 导弹）

## 战技指标

| | |
|---|---|
| 弹长 | 6.07 米 |
| 弹径 | 410 毫米 |
| 翼展 | 870 毫米 |
| 发射质量 | 914 千克 |
| 最大速度 | 6 马赫 |
| 最大射程 | 160 千米 |
| 最小射程 | 3 千米 |
| 最大射高 | 24 千米 |
| 最小射高 | 50 米 |
| 制导体制 | 程序 + 中段指令 +TVM |
| 动力装置 | TX–486 固体火箭发动机 |
| 战斗部 | 破片杀伤式，84 千克 |
| 引信 | M818E2 近炸引信 |
| 识别特征 | 采用四联装发射箱，箱体为长方形，有多道垂直于射向的加强箍，前方由液压杆支撑，发射角为 38°；导弹头部呈尖卵形，没有弹翼，控制翼面呈十字形配置，位于弹体底端，前缘后掠，后缘平直 |

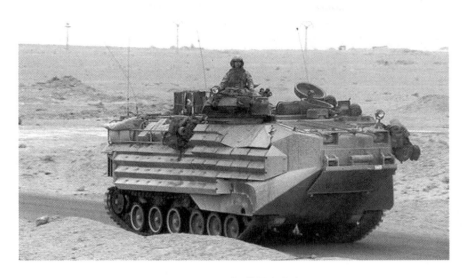

AAV-7A1 两栖装甲突击车

## 战技指标

| | |
|---|---|
| 车重 | 23.991 吨 |
| 车高 | 3.12 米（至炮塔顶） |
| 车宽 | 3.27 米 |
| 车长 | 7.94 米 |
| 乘员 | 3 人 |
| 载员 | 25 人（或 4.54 吨物资） |
| 发动机功率 | 339 千瓦 |
| 最大公路速度 | 72 千米 / 小时 |
| 最大水上速度 | 13.2 千米 / 小时 |
| 最大行程 | 482 千米 |
| 爬坡度 | 31° |
| 越壕宽 | 2.438 米 |
| 通过垂直障碍 | 0.914 米 |
| 主要武器 | 1 挺 12.7 毫米 M85 机枪和 1 挺 40 毫米 MK19 榴弹发射器，8 具烟幕弹发射器 |
| 识别特征 | 全封闭炮塔安装在车前右侧，车体每侧有 6 个负重轮；车尾有电动跳板式大门，其左侧开有应急门，装有 1 具观察镜；载员舱顶部甲板上设有 3 个出入舱口 |

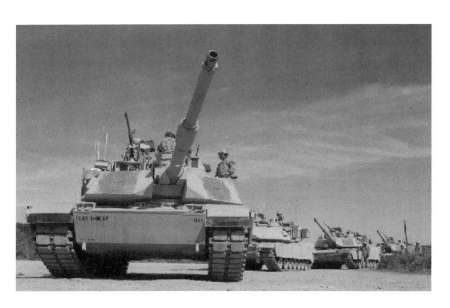

**M1A2 主战坦克**

## 战技指标

| | |
|---|---|
| 全重 | 66 吨 |
| 全长 | 9.77 米 |
| 全宽 | 3.66 米 |
| 全高 | 2.37 米 |
| 最大速度 | 66.74 千米 / 小时 |
| 行动距离 | 381 千米 |
| 乘员 | 4 人 |
| 武器装备 | 120 毫米 44 倍径 M256 滑膛炮 |
| 服役时间 | 1993 年 |

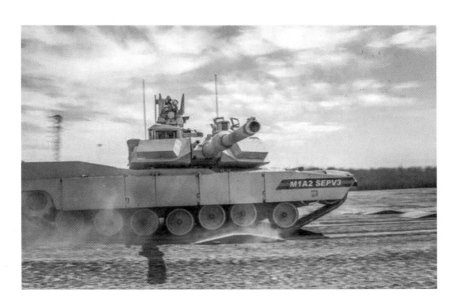

M1A2C 主战坦克

## 战技指标

| | |
|---|---|
| 全重 | 70 吨 |
| 全长 | 9.7 米 |
| 全宽 | 3.7 米 |
| 全高 | 2.4 米 |
| 最大速度 | 69 千米 / 小时 |
| 乘员 | 4 人 |
| 动力系统 | 1 500 马力的 AGT-1500 燃气轮机 |
| 武器装备 | 120 毫米口径 M256 滑膛炮 |
| 服役时间 | 2020 年 |
| 识别特征 | 炮塔正面和车体首下安装简易爆炸装置防御系统 |

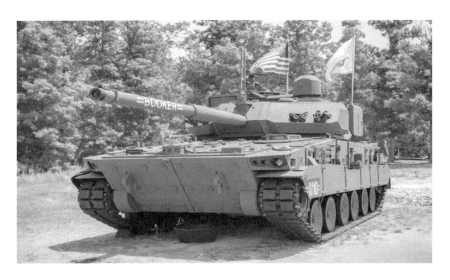

M10 轻型坦克

## 战技指标

| | |
|---|---|
| 战斗全重 | 38 吨 |
| 全长 | 7.92 米 |
| 全宽 | 3.65 米 |
| 全高 | 2.88 米 |
| 最大速度 | 64 千米 / 小时 |
| 乘员 | 3 人 |
| 续航里程 | 305 千米 |
| 动力系统 | 1 台 800 马力柴油发动机 |
| 武器装备 | 1 门 M35 105 毫米线膛炮，1 挺 12.7 毫米机枪，1 挺 M240 型 7.62 毫米同轴机枪 |
| 识别特征 | 动力舱前置布局，位于车体右侧，左侧为驾驶舱，战斗室后置 |

# 海上装备

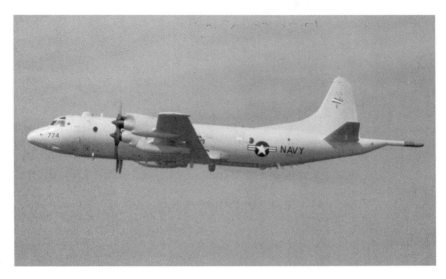

P-3C 反潜机

## 战技指标

| | |
|---|---|
| 机长 | 35.61 米 |
| 机高 | 10.27 米 |
| 翼展 | 30.37 米 |
| 最大起飞质量 | 142 吨 |
| 最大平飞速度 | 761 千米 / 小时 |
| 实用升限 | 9 625 米 |
| 转场航程 | 8 950 千米 |
| 作战半径 | 2 429 千米 |
| 续航时间 | 17 小时 12 分钟 |
| 续航里程 | 4 410 千米 |
| 乘员 | 11 人 |
| 动力系统 | 4 台 T-65-A-14 涡轮螺旋桨发动机 |
| 识别特征 | 机腹有 1 个武器舱，翼下可布置多达 10 个挂点，每侧机翼内侧发动机短舱之内有 2 个，外侧发动机短舱之外有 3 个 |

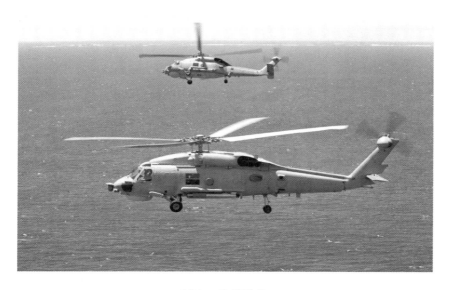

MH-60R 直升机

## 战技指标

| | |
|---|---|
| 机长 | 12.51 米 |
| 机高 | 3.94 米 |
| 机宽 | 3.37 米 |
| 旋翼直径 | 16.36 米 |
| 尾桨直径 | 3.35 米 |
| 最大起飞质量 | 10.659 吨 |
| 垂直爬升率 | 3.55 米 / 秒 |
| 搜潜设备 | 机载低频声呐、多制式雷达、主动声呐浮标系统、电子支援设备 |
| 攻潜武器 | 轻型鱼雷、深水炸弹、反舰导弹、空地导弹及多型机枪 |
| 识别特征 | 双发单旋翼多用途舰载直升机 |

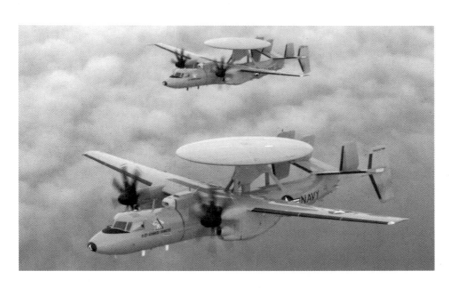

E-2D 预警机

## 战技指标

| | |
|---|---|
| 机长 | 17.6 米 |
| 机高 | 5.58 米 |
| 翼展 | 24.56 米 |
| 最大起飞质量 | 26.083 吨 |
| 最大平飞速度 | 648 千米 / 小时 |
| 实用升限 | 10.576 千米 |
| 航程 | 2 708 千米 |
| 续航时间 | 6 小时 |
| 乘员 | 5 人 |
| 预警探测性能 | 可同时自动跟踪和监视并显示 2 000 个空中目标，预警时间为 5 ~ 25 分钟；雷达可在 648 千米外探测到轰炸机，在 480 千米外探测到战斗机，在 280 千米外探测到巡航导弹 |
| 识别特征 | AN/APY-9 先进超高频相控阵雷达，采用被动式固态电子扫描阵列天线 |

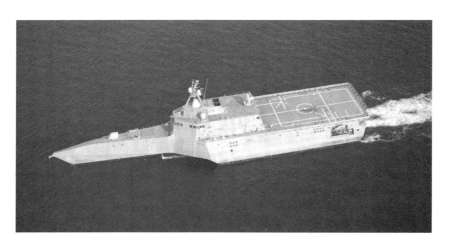

"独立"级濒海战斗舰

## 战技指标

| | |
|---|---|
| 全长 | 128.5 米 |
| 全宽 | 31.6 米 |
| 吃水 | 4.45 米 |
| 航速 | 44 节 |
| 续航力 | 3 500 海里 /14 节 |
| 满载排水量 | 3 188 吨 |
| 舰员编制 | 40 人（任务包操作人员 35 人） |
| 武器装备 | 防空：1 座雷声公司 11 单元 RIM-116B "海拉姆"防空导弹发射装置，射程 9.6 千米 /2.5 马赫，弹头 9.1 千克。舰炮：1 门 BAE 系统公司 MK110 型 57 毫米舰炮，射速 220 发 / 分钟，射程 17 千米；2 挺 12.7 毫米机枪；2 门 MK46 Mod2 型 30 毫米舰炮，200 发 / 分钟 |
| 声呐 | 可变深声呐 |
| 识别特征 | 铝质三体舰，舰体采用模块化结构，有舰尾舱门和 1 个吊臂；舷号为奇数的舰由洛克希德·马丁公司建造，为单体船；舷号为偶数的舰由通用动力公司建造，为三体船 |

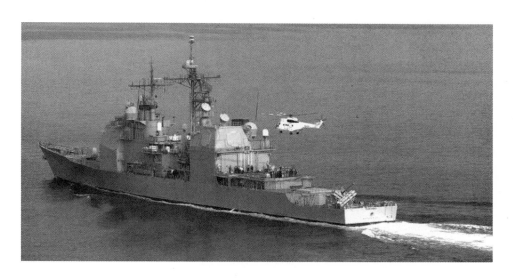

"提康德罗加"级巡洋舰

## 战技指标

| | |
|---|---|
| 满载排水量 | 9 407～9 589 吨 |
| 标准排水量 | 7 015 吨 |
| 全长 | 172.8 米 |
| 全宽 | 16.8 米 |
| 吃水 | 6.5 米 |
| 航速 | 30 节 |
| 续航力 | 6 000 海里 /20 节 |
| 舰员编制 | 364 人 |
| 自持力 | 45 天 |
| 动力系统 | 4 台 LM-2500 燃气轮机，总功率 80 000 马力 |
| 武器装备 | MK41 垂直发射系统，"战斧"巡航导弹，MK46 型鱼雷，标准导弹，MK45 式 54 倍 127 毫米舰炮，密集阵近防系统 |
| 舰载机 | 2 架 SH-60 "海鹰"直升机 |
| 服役时间 | 1983 年 1 月 |

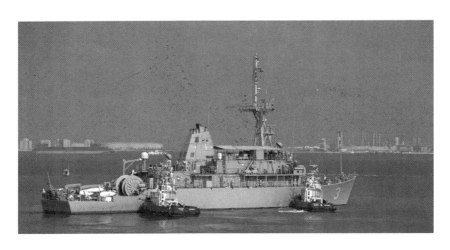

"复仇者"级猎雷舰

## 战技指标

| | |
|---|---|
| 全长 | 68.3 米 |
| 全宽 | 11.9 米 |
| 吃水 | 3.5 米 |
| 航速 | 14 节 |
| 满载排水量 | 1 312 吨 |
| 续航力 | 2 500 海里 /10 节 |
| 舰员编制 | 81 人（军官 6 名） |
| 武器装备 | 2 挺 12.7 毫米机枪 |
| 动力装置 | 4 台 WanukashaL616 型 600 马力柴油机；1 台 350 马力舷侧推进装置；2 台 200 马力低速推进电机；2 个可调螺距推进器；3 台 375 千瓦柴油发电机组；2 台磁性扫雷发电机组 |
| 声呐 | 1 部 AN/SQQ–32（V）4 高频变深主动猎雷声呐系统 |
| 反水雷装置 | 2 套 SLQ–48 遥控灭雷具；1 部 SLQ–37（V）3 磁 / 声复合感应式扫雷具；1 部 Oropesa 型机械扫雷具；1 部霍尼韦尔公司的 EX116Mod–0 灭雷具 |

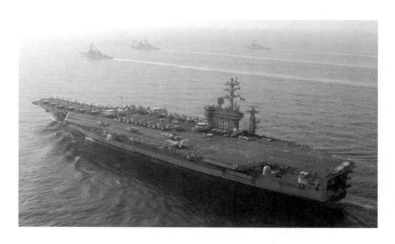

"尼米兹"级航空母舰

## 战技指标

| | |
|---|---|
| 全长 | 332.8 米 |
| 吃水 | 12.1 米 |
| 水线宽 | 40.8 米 |
| 航速 | 30 节以上 |
| 飞行甲板 | 长 332.8 米，宽 78 米 |
| 满载排水量 | 102 022 吨 |
| 标准排水量 | 79 861 吨 |
| 舰员编制 | 约 4 600 人 |
| 动力系统 | 核动力为 2 座 AIB 型压水堆，26 万马力；4 台蒸汽涡轮，四轴双主舵 |
| 发电能力 | 172 兆瓦 |
| 导弹 | 3 套 MK15 "密集阵"近防武器系统，2 部 MK29 "改进型海麻雀"导弹发射装置，2 套 MK49 滚体导弹发射装置，可发射 RIM-116 型导弹 |
| 固定翼飞机 | 44 架有人攻击战斗机，5 架电子战飞机，5 架预警机 |
| 弹射器 | 4 套蒸汽弹射器，冲程约 94.5 米，弹射能量约 122 兆焦耳 |
| 阻拦装置 | 涡轮电力阻拦装置，3 道阻拦索，1 道阻拦网 |
| 武器升降机 | 共 11 架，其中 4 架上层武器升降机，7 架下层武器升降机 |
| 识别特征 | 封闭式飞机甲板，机库甲板以下船体为整体水密结构，由内外两层壳体组成；机库甲板以上共 9 层，其中飞行甲板以下为 4 层，岛形建筑为 5 层 |

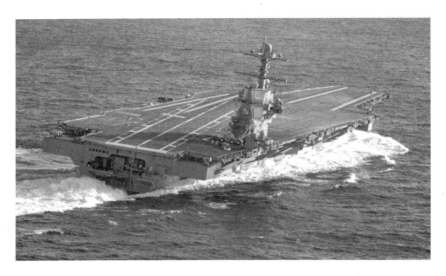

"福特"级航空母舰

## 战技指标

| | |
|---|---|
| 满载排水量 | 10 万吨 |
| 长度 | 330 米 |
| 宽度 | 40.84 米 |
| 高度 | 76 米 |
| 甲板数 | 25 层 |
| 最大吃水 | 12.5 米 |
| 飞行甲板 | 长 332.8 米，宽 78 米 |
| 航速 | 30 节以上 |
| 舰员编制 | 4 359 人 |
| 动力装置 | 2 座核反应堆，每座产生 300 兆瓦的电力，四轴 |
| 导弹 | "海麻雀"防空导弹发射装置，"拉姆"近程防空导弹 |
| 舰载机 | 44 架 F/A-18E/F 战斗机，5 架 EA-18G 电子战飞机，4 架 E-2 "鹰眼"预警机，8 架 MH-60S 直升机，11 架 MH-60R 运输机 |
| 弹射器 | 电磁弹射器 4 套，2 套前部和 2 套中部弹射器 |
| 阻拦装置 | 涡轮电力阻拦装置，3 道阻拦索，1 道阻拦网 |
| 飞机升降机 | 3 架，2 个机库 |
| 武器升降机 | 共 11 架 |
| 服役时间 | 2017 年 7 月 22 日 |

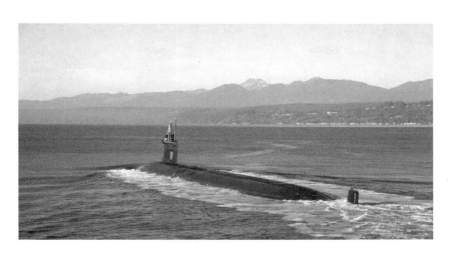

"海狼"级攻击型核潜艇

## 战技指标

| | |
|---|---|
| 水下排水量 | 9 285 吨（SSN–21、SSN–22），12 353 吨（SSN–23） |
| 主尺度 | 107.6 米（SSN–21、SSN–22），138.1 米（SSN–23）×12.2 米 ×10.9 米 |
| 动力装置 | 1 座 S6W 压水反应堆，250 兆瓦；2 台汽轮机，33.57 兆瓦；单轴，泵喷推进器；1 台（SSN–21、SSN–22）/4 台（SSN–23）辅推电机 |
| 航速 | 39 节（水下） |
| 下潜深度 | 594 米 |
| 艇员编制 | 140 人（军官 14 名） |
| 电子对抗系统 | 鱼雷诱饵，AN/BLQ–10 电子对抗系统 |
| 武器装备 | 巡航导弹: "战斧" Block Ⅳ 型对陆攻击巡航导弹，地形匹配、数字目标景象匹配与 GPS 辅助联合制导系统，0.7 马赫速度下射程大于 1 600 米，战斗部（WDU–36B）重 454 千克。<br>鱼雷：8 具 660 毫米鱼雷发射管，MK48 ADCAP Mod5/6/7 鱼雷；可选线导控制；主被动制导，航速 40 节时射程 50 千米，航速 55 节时射程 38 千米；战斗部重 295 千克，作战深度 800 米；导弹和鱼雷总数量为 50 枚。<br>水雷：不装载鱼雷时，最多可装载 100 枚水雷 |
| 识别特征 | 长宽比为 7.7∶1 的水滴形艇体，短而胖，是美国海军体型最大的攻击型核潜艇；采用 6 片式尾翼（以往美国核潜艇采用 "十" 字形艇尾控制翼） |

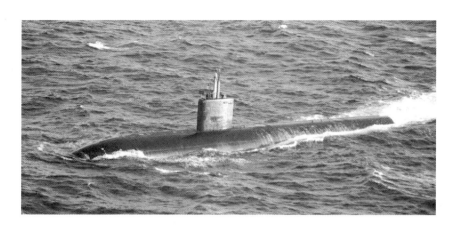

"洛杉矶"级攻击型核潜艇

## 战技指标

| | |
|---|---|
| 标准排水量 | 7 011 吨 |
| 水下排水量 | 7 124 吨 |
| 主尺度 | 109.73 米 ×10.1 米 ×9.9 米 |
| 动力装置 | 1 座 S6G 压水堆；2 台汽轮机，26 兆瓦，单轴；1 台辅推电；242 千瓦 |
| 航速 | 33 节（水下） |
| 下潜深度 | 450 米 |
| 艇员编制 | 143 人（军官 16 名） |
| 电子对抗系统 | 鱼雷诱饵，AN/BLQ-10 电子对抗系统 |
| 电力系统 | 1 座 S6G 型压水反应堆，功率 35 000 马力；2 台汽轮机 |
| 武器装备 | 巡航导弹:"战斧"Block Ⅲ型和Block Ⅳ型对陆攻击巡航导弹，地形匹配、数字目标景象匹配与 GPS 辅助联合制导系统，0.7 马赫速度下射程大于 1 600 米；战斗部（WDU-36B）重454 千克，SSN-719 及后续艇艇首装备了 12 个垂直发射管。<br>鱼雷：4 具 533 毫米鱼雷发射管，MK48 ADCAP Mod5/6/7鱼雷；可选线导控制；主被动制导，航速 40 节时射程 50千米，航速 55 节时射程 38 千米；战斗部重 267 千克，作战深度 800 米；导弹和鱼雷共 26 枚。<br>水雷：可布设 MK67 水雷和 MK60 水雷 |
| 识别特征 | 耐压壳体轮廓低矮，艇壳轮廓过渡圆滑，由艇首至艇尾逐渐收缩至水线处；指挥塔围壳较窄，前后缘垂直，位于艇身中部较前位置 |

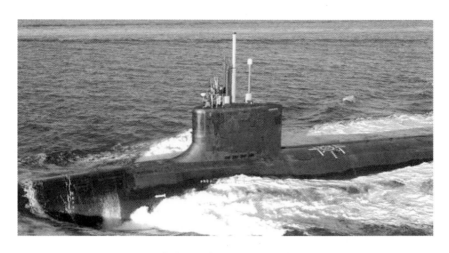

"弗吉尼亚"级攻击型核潜艇

## 战技指标

| | |
|---|---|
| 水下排水量 | 7 925 吨 |
| 主尺度 | 114.8 米 ×10.4 米 ×9.3 米 |
| 动力装置 | 1 座 S9G 型压水反应堆，200 兆瓦；2 台汽轮机，29.84 兆瓦；单轴，泵喷推进器 |
| 航速 | 34 节（水下） |
| 下潜深度 | 488 米 |
| 艇员编制 | 132 人（军官 15 名） |
| 电子对抗系统 | 鱼雷诱饵，AN/BLQ–10 电子对抗系统 |
| 武器装备 | 巡航导弹：12 具垂直导弹发射管（SSN–774 ~ 783），2 具六联装"弗吉尼亚载荷管"（SSN–784 及后续艇）；"战斧"Block IV 型对陆攻击巡航导弹，地形匹配、数字目标景象匹配与 GPS 辅助联合制导系统，0.7 马赫速度下射程大于 1 600 米；战斗部（WDU–36B）重 454 千克。 |
| | 鱼雷：4 具 533 毫米鱼雷发射管，MK48 ADCAP Mod5/6/7 鱼雷；可选线导控制；主被动制导，航速 40 节时射程 50 千米，航速 55 节时射程 38 千米，战斗部重 295 千克，作战深度 800 米；导弹和鱼雷总数量为 38 枚。 |
| | 水雷：可布设 MK67 水雷和 MK60 水雷 |
| 识别特征 | 圆柱形水滴流线艇体，前方具有弯角造型的帆布，艇首伸缩水平翼，6 片式艉翼以及艉端水喷射推进器（"海浪"级潜艇的缩小版） |

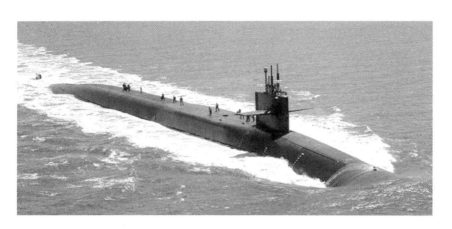

"俄亥俄"级巡航导弹核潜艇

## 战技指标

| | |
|---|---|
| 标准排水量 | 17 033 吨 |
| 水下排水量 | 19 000 吨 |
| 主尺度 | 170.7 米 ×12.8 米 ×11.1 米 |
| 动力装置 | 1 座 S8G 压水反应堆，250 兆瓦；2 台汽轮机，44.8 兆瓦，单轴；1 台辅推电机，242 千瓦 |
| 航速 | 大于 25 节（水下） |
| 下潜深度 | 244 米 |
| 艇员编制 | 159 人（军官 15 名） |
| 雷达系统 | AN/BPS–15H 对海搜索 / 导航 / 火控雷达；I/J 波段 |
| 声呐系统 | AN/BQQ–10 综合声呐系统，包括艇首球形声呐阵、TB–23 细线拖曳阵声呐、TB–16 粗线拖曳阵声呐 |
| 电子对抗系统 | 鱼雷诱饵，AN/BLQ–10 电子对抗系统 |
| 武器装备 | 巡航导弹：154 枚"战斧"Block Ⅳ 型对陆攻击巡航导弹，地形匹配、数字目标景象匹配与 GPS 辅助联合制导系统，0.7 马赫速度下射程大于 1 600 米；战斗部（WDU–36B）重 454 千克。<br>鱼雷：4 具 533 毫米 MK48 鱼雷发射管。MK48 ADCAP Mod5/6/7 鱼雷；可选线导控制；战斗部重 267 千克，作战深度 800 米；主 / 被动制导，航速 40 节时射程 50 千米，航速 55 节时射程 38 千米 |
| 识别特征 | "冷战"结束后，有 4 艘"俄亥俄"级弹道导弹核潜艇改装为巡航导弹核潜艇 |

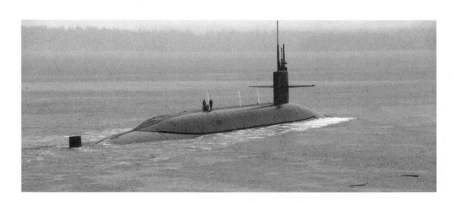

"俄亥俄"级弹道导弹核潜艇

## 战技指标

| | |
|---|---|
| 标准排水量 | 17 033 吨 |
| 水下排水量 | 19 000 吨 |
| 主尺度 | 170.7 米 ×12.8 米 ×11.1 米 |
| 动力装置 | 1 座 S8G 压水反应堆，250 兆瓦；2 台汽轮机，44.8 兆瓦，单轴；1 台辅推电机，242 千瓦 |
| 航速 | 24 节（水下） |
| 下潜深度 | 244 米 |
| 艇员编制 | 155 人（军官 15 名） |
| 火控系统 | MK98 弹道导弹火控系统 |
| 声呐系统 | AN/BQQ-6 被动搜索综合声呐系统，包括 AN/BQS-13 艇首球形声呐阵、AN/BQR-19 高频主动导航声呐、AN/BQS-15 主 / 被动高频探雷声呐、TB-16 细线拖曳阵声呐和 TB-23 细线拖曳阵声呐 |
| 电子对抗系统 | 鱼雷诱饵，AN/WLR-8（V）5 电子对抗系统和 AN/WLR-10 雷达告警系统 |
| 武器装备 | 20 枚"三叉戟"Ⅱ D5 潜射弹道导弹；4 具 533 毫米 MK48 艇首鱼雷发射管，装有 MK48 ADCAP Mod5/6/7 鱼雷；可选线导控制；战斗部重 267 千克，作战深度 800 米；主 / 被动制导，航速 40 节时射程 50 千米，航速 55 节时射程 38 千米 |
| 识别特征 | 单壳型艇体，外形似水滴，长宽比为 13 : 1；艇体首尾部是非耐压壳体，中部为耐压壳体，耐压壳体从艇首到艇尾依次为指挥舱、导弹舱、反应堆舱和主辅机舱 |

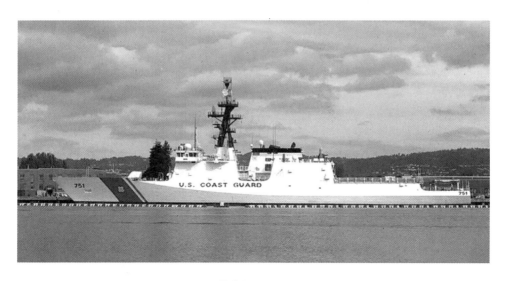

"传奇"级巡逻舰

## 战技指标

| | |
|---|---|
| 满载排水量 | 4 488 吨 |
| 全长 | 126 米 |
| 全宽 | 16 米 |
| 吃水 | 6.9 米 |
| 航速 | 28 节 |
| 自持力 | 60 天 |
| 舰员编制 | 113 人（军官 14 名） |
| 续航 | 12 000 海里 |
| 武器装备 | 1 座 MK110 单管 57 毫米火炮，1 座 MK15 "密集阵" 炮 |
| 动力系统 | 柴 – 燃联合动力装置，1 台燃气涡轮发动机和 2 台柴油机 |

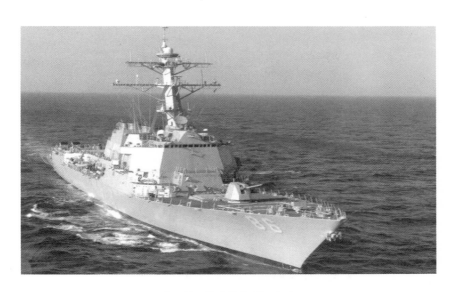

"阿利·伯克"级 Ⅲ 驱逐舰

## 战技指标

| | |
|---|---|
| 满载排水量 | 9 700 吨 |
| 全长 | 155.29 米 |
| 全宽 | 18 米 |
| 吃水 | 9.3 米 |
| 全航速 | 30 节以上 |
| 舰员编制 | 329 人 |
| 动力系统 | 4 台通用电气 LM2500 燃气轮机，每台产生 26 250 马力电力；3 台 AG9160 发电机，每台产生 4 000 千瓦电力 |
| 续航力 | 4 400 海里 /20 节 |
| 武器装备 | MK45 式 54 倍 127 毫米舰炮；鱼叉反舰导弹；96 单元 MK41 垂直发射系统；"战斧"巡航导弹；标准导弹；密集阵近防武器系统；RIM-162 改进型"海麻雀"导弹；MK46-5 鱼雷 |
| 舰载机 | 2 架 MH-60B/R 直升机 |
| 识别特征 | 舰体采用少见的宽短线型 |

# 空中装备

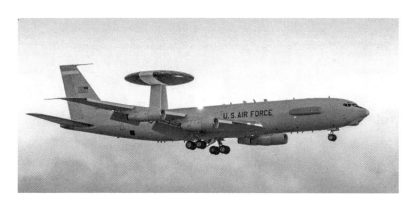

E-3 机载预警和控制飞机

## 战技指标

| | |
|---|---|
| 机长 | 46.61 米 |
| 机高 | 12.7 米 |
| 翼展 | 44.42 米 |
| 巡航时速 | 851 千米 |
| 巡航高度 | 9.14 千米 |
| 最大平飞速度 | 855 千米 / 小时 |
| 最大航程 | 7 400 千米 |
| 实用升限 | 12.2 千米 |
| 续航时间 | 11 小时（无加油） |
| 最大起飞质量 | 157.397 吨 |
| 探测性能 | 能同时探测 600 个目标，AN/APY-1/2 脉冲多普勒雷达对中高空目标的探测距离达 500～600 千米；AN/AYR-1G 型电子支援系统能用无源方式在 10 秒内识别 100 个辐射源 |
| 指挥控制 | CC-2 中央计算机不仅能使预警机传送目标的位置、速度、高度信息及敌我识别信息，且能向空中战术飞机发布命令，还能同时处理 300～400 个目标的信息 |
| 识别特征 | 在波音 707 商用机的机身上加装旋转雷达模组及陆空加油模组；雷达天线罩直径 9.1 米，厚 1.8 米，用两根 4.2 米长的支撑架撑在机体上方 |

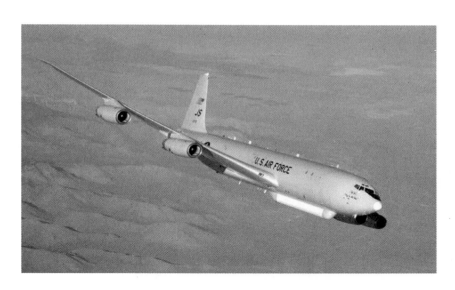

E-8C 联合监视与目标攻击雷达系统飞机

## 战技指标

| | |
|---|---|
| 机长 | 46.6 米 |
| 机高 | 12.9 米 |
| 翼展 | 44.4 米 |
| 机翼面积 | 268.6 平方米 |
| 最大燃油质量 | 70 吨 |
| 最大平飞速度 | 1 010 千米 / 小时 |
| 最大巡航速度 | 973 千米 / 小时 |
| 实用升限 | 12.6 千米 |
| 最大载重航程 | 6 820 千米 |
| 续航时间 | 11 小时 |
| 最大起飞质量 | 152.407 吨 |
| 乘员 | 22 人（4 名机组人员，18 名信号官） |
| 发动机 | 4 台 JT-3D-7 型涡扇发动机，单台推力 8 615 千克 |
| 雷达 | AN/APY-3X 频段合成孔径相控阵雷达 |
| 探测性能 | 能同时探测 250 千米外的 600 个目标，能区分装甲车辆、坦克、卡车，并能探测直升机和低空飞行的慢速固定翼飞机 |
| 服役时间 | 1996 年 12 月 |
| 识别特征 | 载机是波音 707 客机，机身下装有 1 个 12 米长的雷达舱 |

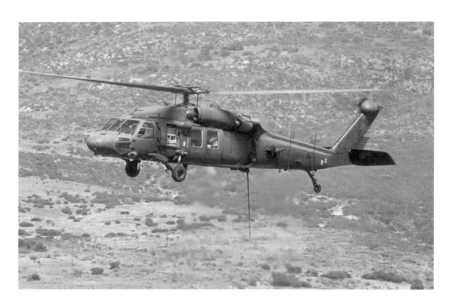

EH–60"黑鹰"通信电子战直升机

## 战技指标

| | |
|---|---|
| 机长 | 19.76 米 |
| 机高 | 5.13 米 |
| 旋翼直径 | 16.36 米 |
| 空重 | 4.893 吨 |
| 最大起飞质量 | 9.19 吨 |
| 最大飞行速度 | 296 千米 / 小时 |
| 巡航速度 | 268 千米 / 小时 |
| 实用升限 | 5 790 米 |
| 航程 | 600 千米 |
| 电子设备 | AN/ALQ-151 信号情报和通信对抗系统，AN/ALQ-162 雷达干扰设备，AN/TLQ-17A 通信对抗设备等 |
| 识别特征 | 采用 4 片桨叶全铰接式旋翼系统，旋翼由钛合金和玻璃纤维制造，可折叠；4 片尾桨设在尾梁左侧 |

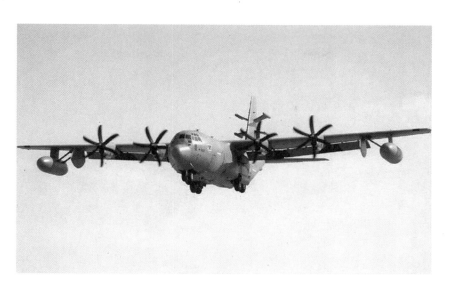

EC-130J 心理战飞机

## 战技指标

| | |
|---|---|
| 机长 | 29.7 米 |
| 机高 | 11.8 米 |
| 翼展 | 40.3 米 |
| 巡航速度 | 590 千米 / 小时 |
| 最大航程 | 6 210 千米 |
| 实用升限 | 8.5 千米 |
| 最大起飞质量 | 74 吨 |
| 巡航半径 | 3 701 千米 |
| 发动机 | 4 台 AE2100D3 涡轮螺旋桨发动机 |
| 推力 | 6 000 马力 |
| 乘员 | 11 人（4 名军官） |
| 服役时间 | 2004 年 |

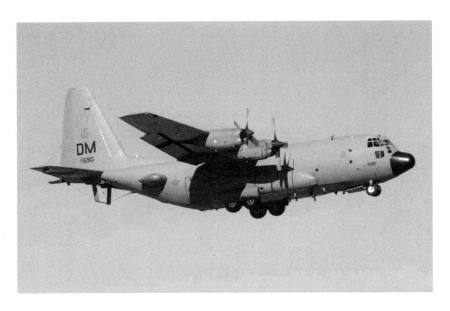

EC-130H "罗盘呼叫" 电子战飞机

## 战技指标

| | |
|---|---|
| 机长 | 30.18 米 |
| 机高 | 11.58 米 |
| 翼展 | 40.41 米 |
| 最大飞行速度 | 618 千米 / 小时 |
| 实用升限 | 7.62 千米 |
| 最大航程 | 7 560 千米 |
| 续航时间 | 14 小时 |
| 最大起飞质量 | 70.31 吨 |
| 载油量 | 20.55 吨 |
| 乘员 | 12 人 |
| 电子设备 | AN/ALQ-62 侦察告警系统，SPASM 干扰系统，AN/APQ-122 多功能雷达，AN/APN-147 多普勒雷达，AN/AAQ-15 红外侦察系统，AN/ARN-52 塔康导航系统，等等 |
| 服役时间 | 1982 年 4 月 |
| 识别特征 | 翼下吊舱和尾部有大型刀形天线和下垂天线，飞行中飞机尾部的下垂天线可伸展出几百英尺 |

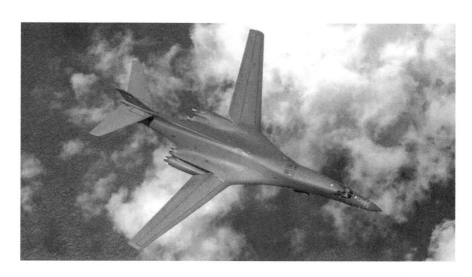

B-1B 轰炸机

## 战技指标

| | |
|---|---|
| 机长 | 30.18 米 |
| 机高 | 11.58 米 |
| 翼展 | 40.41 米（全展开） |
| 机翼面积 | 181.2 平方米 |
| 主轮距 | 4.42 米 |
| 前后轮距 | 17.53 米 |
| 空重 | 87.1 吨 |
| 最大载弹量 | 34.019 吨 |
| 最大燃油质量 | 88.45 吨 |
| 最大起飞质量 | 216.4 吨 |
| 最大平飞速度 | 1 529 千米 / 小时（高空） |
| 实用升限 | 18 千米 |
| 航程 | 12 000 千米 |
| 作战半径 | 5 543 千米 |
| 识别特征 | 机身修长，前机身布置 4 座座舱，尾部安装有巨大的后掠垂尾，垂尾根部的背鳍一直向前延伸至机身中部；B-1A 机翼前掠时与翼套之间的空隙可被复杂的口盖系统密封，机翼后掠时口盖抬起容纳机翼；B-1B 翼套两侧外缘下片固定，铰链上片可上下调整高度，其间有密封口盖，机翼后掠时翼根容纳入盖板之间 |

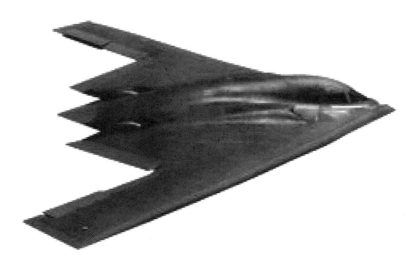

B-2 轰炸机

## 战技指标

| | |
|---|---|
| 机长 | 21.03 米 |
| 机高 | 5.18 米 |
| 翼展 | 52.43 米 |
| 机翼面积 | 478 平方米 |
| 主轮距 | 12.2 米 |
| 空重 | 71.7 吨 |
| 最大武器载重 | 大于 18.144 吨 |
| 最大燃油质量 | 81.65 ~ 90.72 吨 |
| 典型起飞质量 | 152.633 吨 |
| 进场速度 | 259 千米 / 小时 |
| 最大飞行速度 | 0.95 马赫 |
| 实用升限 | 15.24 千米 |
| 最大平飞速度 | 1 130 千米 / 小时（低空） |
| 航程 | 大于 18 520 千米（一次空中加油） |
| 续航时间 | 大于 36 小时 |
| 作战航程 | 11 667 千米（最大起飞质量，高剖面） |
| 服役时间 | 1997 年 4 月 |
| 识别特征 | 没有垂尾（方向舵）；机身尾部后缘为 W 形锯齿状 |

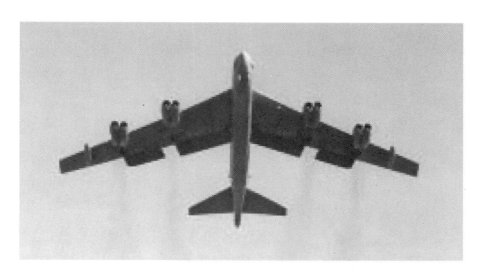

B-52H 轰炸机

## 战技指标

| | |
|---|---|
| 机长 | 48.5 米 |
| 机高 | 12.4 米 |
| 翼展 | 56.4 米 |
| 机翼面积 | 370 平方米 |
| 主轮距 | 2.51 米 |
| 空重 | 83.25 吨 |
| 最大载弹量 | 31.5 吨 |
| 最大起飞质量 | 220 吨 |
| 最大平飞速度 | 957 千米 / 小时 |
| 巡航速度 | 800～900 千米 / 小时（高度 9～15 千米） |
| 低空突防速度 | 650～680 千米 / 小时 |
| 实用升限 | 15.24 千米 |
| 起飞滑跑距离 | 2 900 米 |
| 着陆滑跑距离 | 1 615 米 |
| 转场航程 | 16 200 千米 |
| 作战半径 | 7 210 千米 |
| 识别特征 | 机身为全金属半硬壳式，侧面平滑，截面呈圆角矩形；前段为气密乘员舱，中断上部为油箱，下部为炸弹舱，空中加油受油口在前机身顶部；后段逐步变细，尾部是炮塔，其上方是增压的射击员舱 |

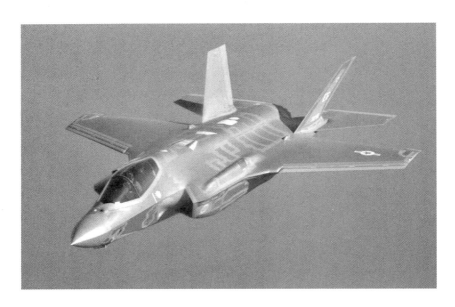

F-35 联合攻击战斗机

## 战技指标

| | |
|---|---|
| 机长 | A 型 15.67 米，B 型 15.6 米，C 型 15.7 米 |
| 翼展 | A 型和 B 型 10.67 米，C 型 13.11 米 |
| 机翼面积 | A 型和 B 型 42.7 米，C 型 62.1 米 |
| 使用空重 | A 型 13.29 吨，B 型 14.651 吨，C 型 15.785 吨 |
| 最大燃油质量 | A 型 8.278 吨，B 型 6.123 吨，C 型 8.958 吨（机内） |
| 最大起飞质量 | A 型和 B 型 31.751 吨，C 型 27.216 吨（带外挂） |
| 最大平飞速度 | 高空 1.6 马赫，低空 1.1 马赫（机内满油，无外挂） |
| 作战半径 | A 型 1 092 千米，B 型 833 千米，C 型 1 111 千米 |
| 识别特征 | F-35A 为传统起降型，为美国空军及其他国家使用型号；F-35B 为垂直 / 短场起降型，有两级对转升力风扇，安装在驾驶舱后部；F-35C 为舰载型，主翼及垂尾面积加大，两翼可折叠 |

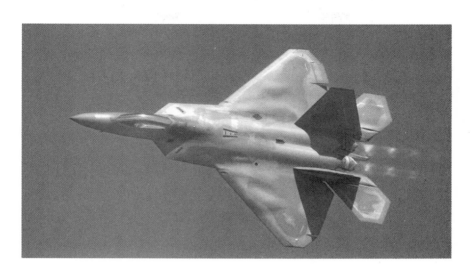

F-22 战斗机

## 战技指标

| | |
|---|---|
| 机长 | 18.92 米 |
| 机高 | 5.08 米 |
| 翼展 | 13.56 米 |
| 机翼面积 | 78 平方米 |
| 副翼总面积 | 1.98 平方米 |
| 襟副翼总面积 | 5.1 平方米 |
| 平尾面积 | 12.63 平方米 |
| 垂尾总面积 | 16.54 平方米 |
| 前后轮距 | 6.04 米 |
| 最大燃油质量 | 8.2 吨（机内），11.9 吨（带两个副油箱） |
| 最大起飞质量 | 37.893 吨 |
| 最大平飞速度 | 2 马赫（一级） |
| 最大巡航速度 | 1.82 马赫 |
| 实用升限 | 15 千米 |
| 最大航程 | 2 977 千米（带两个副油箱） |
| 发动机 | 2 台普·惠 F119-PW-100 涡轮风扇发动机，每台推力 15.875 吨 |
| 识别特征 | 取消外挂物及外露挂架，投放或发射的武器及其挂架均安置在武器舱内；驾驶舱呈圆弧状；S 形进气道；外倾式双垂尾 |

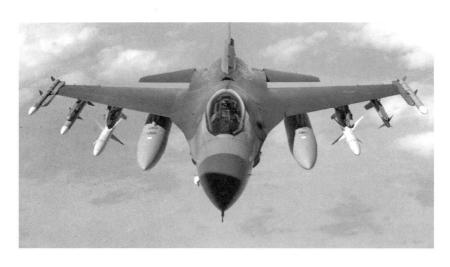

F-16CJ 防空压制战斗机

## 战技指标

| | |
|---|---|
| 机长 | 15.03 米 |
| 机高 | 5.09 米 |
| 翼展 | 9.45 米 |
| 最大飞行速度 | 2 马赫 |
| 作战半径 | 370 ~ 1 371 千米 |
| 转场航程 | 3 890 千米 |
| 雷达截面积 | 2 平方千米 |
| 电子战设备 | AN/ALE-47 干扰物投放器，AN/ALE-5（V）拖曳式诱饵，ALQ-131（V）或 AN/ALQ-184（V）雷达干扰吊舱，AN/ALR-56M（V）雷达告警接收机 |
| 攻击武器 | AGM-88"哈姆"反辐射导弹，AIM-9"响尾蛇"空空导弹，AIM-120 先进中程空空导弹 |
| 识别特征 | 单发动机，机身采用半硬壳式结构，外形短粗；机翼为悬臂式中单翼，平面几何形状为切角三角形；起落架为前三点式，可收放在机身内部；进气道左侧是狙击手瞄准吊舱，右侧是定位吊舱，机腹中线是电子战吊舱 |

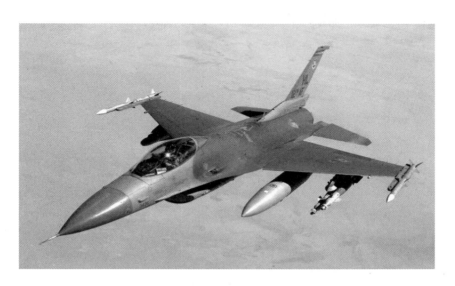

F-16C/D 战斗机

## 战技指标

| | |
|---|---|
| 机长 | 15.03 米 |
| 机高 | 5.09 米 |
| 翼展 | 9.45 米（不包括翼尖导弹） |
| 机翼面积 | 27.87 平方米 |
| 襟副翼总面积 | 2.91 平方米 |
| 平尾面积 | 5.92 平方米 |
| 前后轮距 | 4 米 |
| 空重 | F-16C（F100-PW-229 发动机）：8.91 吨；F-16D（F100-PW-229 发动机）：9.312 吨 |
| 最大燃油质量 | F-16C：3.228 吨（机内）；F-16D：2.567 吨 |
| 最大起飞质量 | 21.772 吨 |
| 最大平飞速度 | 2 马赫（高空），1 480 千米 / 小时（低空） |
| 最大升限 | 15.24 千米 |
| 最大爬升率 | 330 米 / 秒 |
| 起飞滑跑距离 | 396 ~ 530 米 |
| 着陆滑跑距离 | 670 ~ 810 米 |
| 转场航程 | 4 472 千米（带副油箱） |
| 作战半径 | 1 759 千米 |

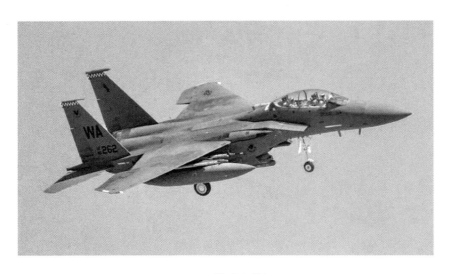

F-15E 战斗轰炸机

## 战技指标

| | |
|---|---|
| 机长 | 19.43 米 |
| 机高 | 5.62 米 |
| 翼展 | 13.05 米 |
| 最大零油质量 | 28.44 吨 |
| 最大燃油质量 | 5.952 吨（机内） |
| 最大外挂质量 | 11.113 吨 |
| 最大起飞质量 | 36.742 吨 |
| 最大着陆质量 | 20.094 吨（正常） |
| 最大平飞速度 | 2.5 马赫（高空） |
| 最大航程 | 4 445 千米 |
| 作战半径 | 1 400～1 700 千米 |
| 升限 | 18 千米 |
| 续航距离 | 5 300 千米 |
| 武器装备 | 1 门 M61 航炮，11 个挂弹点，携有"麻雀"和"响尾蛇"空空导弹各 4 枚 |
| 识别特征 | 双发动机；2 个保形油箱；11 个武器挂架，其中机翼 6 个，机身 5 个 |

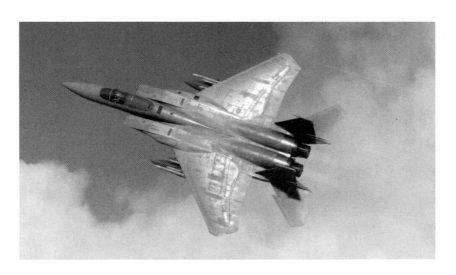

F-15C/D 战斗机

## 战技指标

| | |
|---|---|
| 机长 | 19.43 米 |
| 机高 | 5.63 米 |
| 翼展 | 13.05 米 |
| 机翼面积 | 56.5 平方米 |
| 襟翼总面积 | 3.33 平方米 |
| 副翼总面积 | 2.46 平方米 |
| 平尾面积 | 9.78 平方米 |
| 垂尾总面积 | 10.34 平方米 |
| 前后轮距 | 5.42 米 |
| 空重 | 12.973 吨 |
| 最大燃油质量 | 6.103 吨（机内） |
| 最大起飞质量 | 30.845 吨 |
| 最大平飞速度 | 2.5 马赫（高空） |
| 实用升限 | 18.3 千米 |
| 起飞滑跑距离 | 274 米 |
| 着陆滑跑距离 | 1 067 米 |
| 最大续航时间 | 5 小时 25 分钟（无空中加油），15 小时（空中加油） |
| 转场航程 | 4 631 千米（带副油箱） |

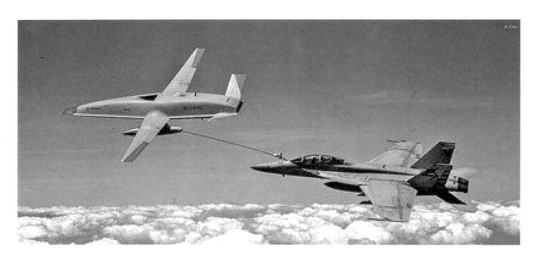

MQ-25 无人加油机

## 战技指标

| | |
|---|---|
| 起飞质量 | 约 20 吨 |
| 机长 | 15.5 米 |
| 机高 | 3 米（机翼展开） |
| 翼展 | 22.9 米（机翼展开） |
| 最大推力 | 4.5 吨 |
| 发动机 | 罗罗 AE 3007N 涡扇发动机 |
| 载油量 | 6.8 吨 |
| 试飞时间 | 2019 年 9 月 19 日 |

# 太空与网络空间装备

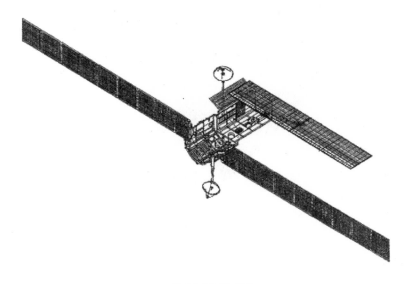

**天基广域监视系统**

## 战技指标

| | |
|---|---|
| 发射质量 | 6.5 吨（双星） |
| 设计寿命 | 7 年 |
| 轨道类型 | 低地轨道 |
| 轨道高度 | 1 100 千米 |
| 轨道倾角 | 63.4° |
| 主要载荷 | 信号情报载荷，红外相机 |
| 定位精度 | 2 千米 |
| 服役时间 | 2001 年 |

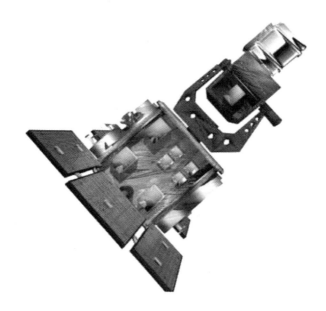

天基太空监视系统

## 战技指标

| | |
|---|---|
| 卫星平台 | BCP-2000 |
| 发射质量 | 1.031 吨 |
| 卫星功率 | 1.1 千瓦 |
| 设计寿命 | 7 年 |
| 轨道类型 | 太阳同步轨道 |
| 轨道高度 | 630 千米 |
| 有效载荷 | 可见光传感器、星上处理器等 |
| 跟踪目标最小尺寸 | 5 厘米 |
| 空间目标定轨误差 | 低地目标约 10 米，高轨目标约 500 米 |
| 探测时段 | 全天时 |
| 探测条件 | 全天候 |
| 收集卫星信息能力 | 40 万条 / 天 |

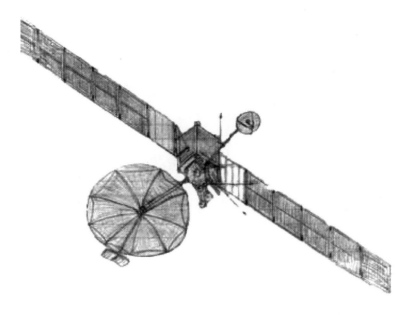

未来成像体系——雷达

## 战技指标

| | |
|---|---|
| 发射质量 | 约 5 吨 |
| 设计寿命 | 7 年 |
| 整星功率 | 10 ~ 20 千瓦 |
| 轨道高度 | 1 100 千米 |
| 轨道倾角 | 123° 或 106° |
| 有效载荷 | 合成孔径雷达 |
| 分辨率 | 0.3 米 |
| 服役时间 | 2010 年 |

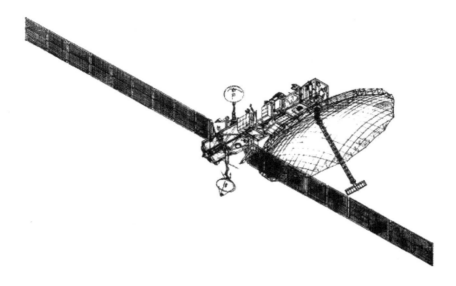

"长曲棍球"侦察卫星

## 战技指标

| | |
|---|---|
| 发射质量 | 14.5 吨 |
| 卫星尺寸 | 直径 4.4 米，长 15 米 |
| 设计寿命 | 7 年 |
| 整星功率 | 10 ~ 20 千瓦 |
| 轨道类型 | 低地轨道 |
| 轨道高度 | 700 千米 |
| 轨道倾角 | 57° 或 68° |
| 有效载荷 | 合成孔径雷达 |
| 分辨率 | 0.3 米 |
| 服役时间 | 1988 年 |

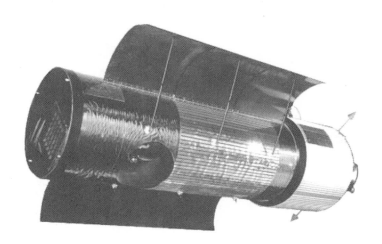

"锁眼 −12" 卫星

## 战技指标

| | |
|---|---|
| 发射质量 | 16 ~ 20 吨 |
| 卫星尺寸 | 直径 4.5 米，长 15 米 |
| 整星功率 | 3 千瓦 |
| 设计寿命 | 5 ~ 8 年 |
| 轨道高度 | 250 千米 ×1 100 千米，或 410 千米 |
| 轨道倾角 | 98° 或 74° |
| 有效载荷 | 可见光相机，红外相机 |
| 分辨率 | 0.1 米（可见光相机），0.6 ~ 1 米（红外相机） |
| 服役时间 | 1992 年 |

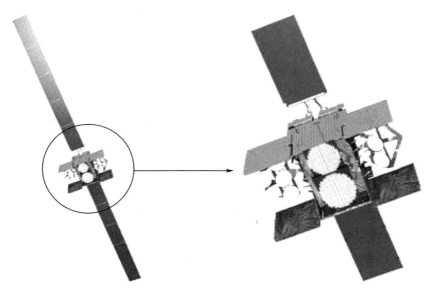

宽带全球卫星通信

## 战技指标

| | |
|---|---|
| 轨道类型 | 地球同步轨道 |
| 卫星平台 | BSS–702HP |
| 发射质量 | 5.987 吨 |
| 设计寿命 | 14 年 |
| 稳定方式 | 三轴稳定 |
| 整星功率 | 11 千瓦以上 |
| 主要载荷 | 约 100 台 X、Ka 频段转发器 |
| 通信容量 | 1.2 ~ 3.6 吉比特 / 秒，瞬时可切换带宽 4.875 吉赫 |
| 卫星型号 | Block1 型：2007 年服役，部署数量 3； |
| | Block2 型：2012 年服役，部署数量 4； |
| | Block3 型：2016 年服役，部署数量 3 |

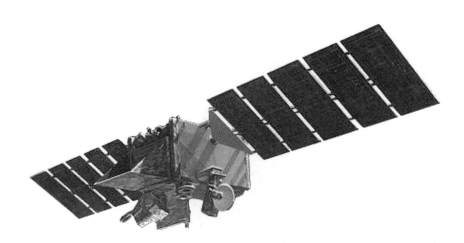

太空跟踪与监视系统

## 战技指标

| | |
|---|---|
| 发射质量 | 1 吨 |
| 设计寿命 | 2～4 年 |
| 轨道类型 | 低地球轨道 |
| 轨道高度 | 1 330 千米 ×1 350 千米 |
| 轨道倾角 | 58°（2 颗卫星相位差为 180°） |
| 主要载荷 | 捕获探测器，跟踪探测器 |
| 服役时间 | 2009 年 |

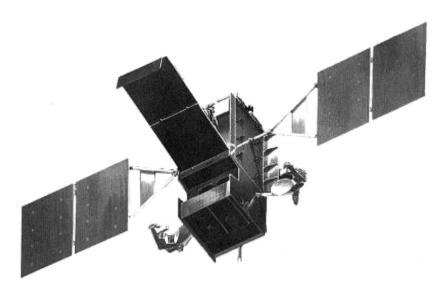

天基红外系统

## 战技指标

| | |
|---|---|
| 组成 | 2 颗高椭圆轨道卫星和 4 颗静止轨道卫星 |
| 发射质量 | 4.5 吨 |
| 设计寿命 | 12 年 |
| 轨道类型 | 地球同步轨道 |
| 主要载荷 | 扫描探测器和凝视探测器等 |
| 服役时间 | 2011 年 |

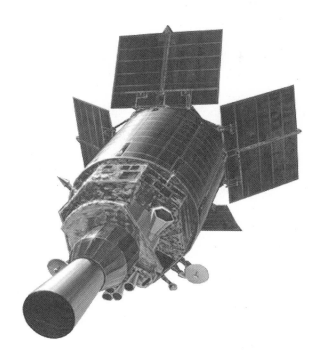

"国防支援计划"卫星

## 战技指标

| | |
|---|---|
| 发射质量 | 2.4 吨 |
| 卫星尺寸 | 直径 6.7 米，长 10 米 |
| 卫星功率 | 1.3 千瓦 |
| 设计寿命 | 3 年 |
| 轨道类型 | 地球同步轨道 |
| 主要载荷 | 短波红外探测器，中波红外探测器，核爆探测载荷 |
| 发射点定位精度 | 6 千米 |
| 服役时间 | 1989 年 |

# 核与导弹防御装备

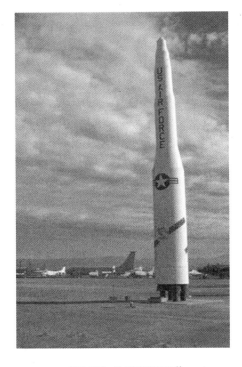

"民兵"Ⅲ型洲际导弹

## 战技指标

| | |
|---|---|
| 射程 | 13 000 千米 |
| 弹长 | 18.26 米 |
| 弹径 | 1.67 米 |
| 总重 | 35.3 吨 |
| 最大速度 | 23 马赫 |
| 命中精度 | 圆概率误差 120 米 |
| 弹头威力 | 约 30 万吨 TNT 当量 |
| 反应时间 | 32 秒 |
| 制导方式 | 爆性制导 |
| 发动机推力 | 一级发动机：912 千牛； |
| | 二级发动机：270 千牛； |
| | 三级发动机：155 千牛； |
| | 末助推级发动机：1.4 千牛 |
| 工作时间 | 一级发动机：61.6 秒； |
| | 二级发动机：65.2 秒； |
| | 三级发动机：59.6 秒 |
| 发射方式 | 地下井储存，井下发射 |
| 识别特征 | 目前在役的"民兵"Ⅲ型弹道导弹采用 NS–20 全惯性制导式子弹头，每个母弹内安装 3 枚子弹头，动力装置为三级固体火箭发动机 |

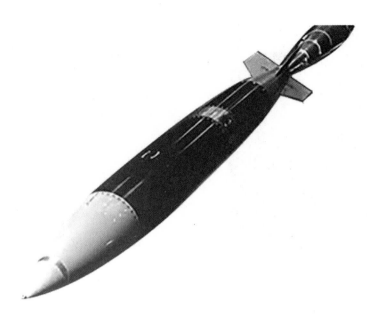

**B61-12 战略战术两用核航弹**

## 战技指标

| | |
|---|---|
| 命中精度 | 5~30 米 |
| 弹头威力 | 300 吨~5 万吨 TNT 当量 |
| 制导方式 | GPS/ 惯性制导 |
| 动力系统 | 自旋火箭发动机 |
| 识别特征 | 4 个可操作尾翼叶片，可以内置于 F-35 战斗机弹舱中 |

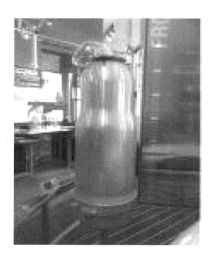 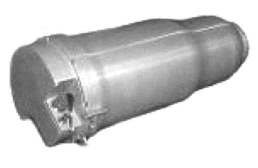

W80-4 战略核弹头

## 技术指标

| | |
|---|---|
| 弹长 | 0.71 米 |
| 弹径 | 0.3 米 |
| 质量 | 132 千克 |
| 爆炸当量 | 15 万吨 TNT 核当量 |
| 识别特征 | 搭载在"战斧"巡航导弹上 |

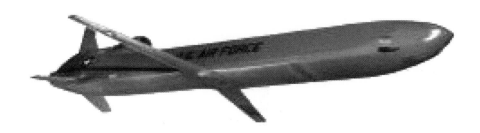

AGM-86B 空射巡航导弹

## 战技指标

| | |
|---|---|
| 最大射程 | 2 500 千米 |
| 巡航高度 | 7.62 ~ 152.4 米 |
| 巡航速度 | 0.6 ~ 0.72 马赫 |
| 命中精度 | 小于 100 米圆概率误差 |
| 制导体制 | 惯性导航 + 地形匹配修正系统 |
| 发射质量 | 1.27 吨 |
| 动力装置 | 1 台 F107-WR-101 型涡扇发动机,推力 2.67 千牛 |
| 弹长 | 6.325 米 |
| 翼展 | 3.65 米 |
| 翼面面积 | 1.022 平方米 |
| 尾翼展 | 1.409 米 |
| 战斗部 | W80-1 型核弹头,弹头质量 132 千克 |

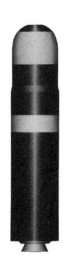

"三叉戟－Ⅱ"D5 潜射弹道导弹

## 战技指标

| | |
|---|---|
| 射程 | 12 000 千米 |
| 命中精度 | 圆概率误差 90 米 |
| 弹头型号 | MK4A 和 MK5 |
| 弹头质量 | 96 千克（MK4A），200 千克（MK5） |
| 弹头威力 | 9 万吨 TNT 当量（MK4A），45.5 万吨 TNT 当量（MK5） |
| 发动机 | 三台固体火箭发动机 |
| 弹长 | 13.41 米 |
| 弹径 | 2.11 米 |
| 起飞质量 | 59.1 吨 |
| 投掷质量 | 2.8 吨 |
| 制导方式 | GPS+ 星光 + 爆性复合制导 |
| 发射方式 | 核潜艇水下发射 |

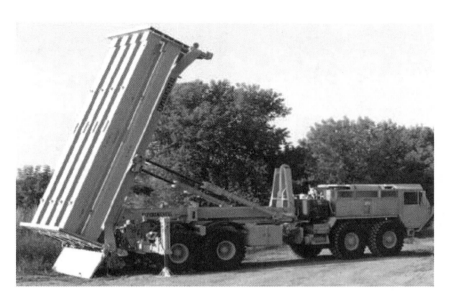

"萨德"反导系统

## 战技指标

| | |
|---|---|
| 最大作战距离 | 200 千米 |
| 最大作战高度 | 150 千米 |
| 最小作战高度 | 40 千米 |
| 最大速度 | 8.45 马赫 |
| 杀伤概率 | 88% |
| 制导体制 | 惯导 + 指令 + 红外成像 |
| 发射方式 | 八联装倾斜发射 |
| 弹长 | 6.17 米 |
| 弹径 | 370 毫米（动能拦截器），340 毫米（助推器） |
| 发射质量 | 600 千克 |
| 动力装置 | 单级固体火箭助推器 |
| 杀伤方式 | 直接碰撞杀伤 |
| 识别特征 | 发射车一组 10 枚导弹，导弹由一级固体火箭和 1 个动能杀伤拦截器组成 |

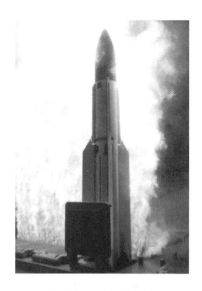

"标准 –3"防空导弹

## 战技指标

| 最大作战距离 | 标准 –3 Block1A：500 千米； |
| | 标准 –3 Block1B：500 千米； |
| | 标准 –3 Block2A：1 500 千米 |
| 最大作战高度 | 标准 –3 Block1A：400 千米； |
| | 标准 –3 Block1B：400 千米； |
| | 标准 –3 Block2A：1 200 千米 |
| 最大速度 | 标准 –3 Block1A：3.5 千米 / 秒； |
| | 标准 –3 Block1B：3.5 千米 / 秒； |
| | 标准 –3 Block2A：4.5 千米 / 秒 |
| 制导体制 | 惯导 + 中段 GPS 辅助导航与指令修正 + 末段红外成像寻的制导 |
| 弹长 | 6.58 米 |
| 弹径 | 标准 –3 Block1A：0.343 米； |
| | 标准 –3 Block1B：0.343 米； |
| | 标准 –3 Block2A：0.534 米 |
| 质量 | 标准 –3 Block1A：1.501 吨； |
| | 标准 –3 Block1B：1.501 吨； |
| | 标准 –3 Block2A：2.075 吨 |
| 杀伤方式 | 动能碰撞 |

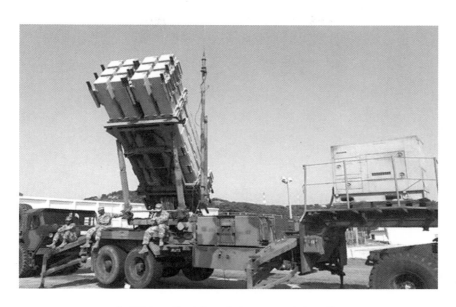

"爱国者 –3"防空导弹（PAC–3 防空导弹）

## 战技指标

| | |
|---|---|
| 弹长 | 4.635 米 |
| 弹径 | 0.255 米 |
| 起飞质量 | 304 千克 |
| 助推火箭质量 | 140 千克 |
| 作战距离 | 30 千米 |
| 作战高度 | 15 千米 |
| 最大飞行速度 | 6 马赫 |
| 最大拦截高度 | 20 千米 |
| 最小拦截高度 | 300 米 |
| 最大拦截距离 | 50 千米 |
| 最小拦截距离 | 500 米 |
| 识别特征 | PAC–3 防空导弹由一级固体助推火箭、制导设备、雷达寻的头、姿态控制与机动控制系统和杀伤增强器等组成 |

# 信息系统

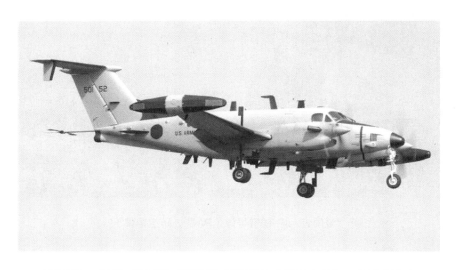

ANUSD-9（V）"护栏"机载通信侦察系统（装备在 RC-12D 飞机上）

## 战技指标

主要功能　　　　监测、识别、定位战场辐射源
工作频率　　　　230 ~ 1 000 兆赫 9（V），230 ~ 3 000 兆赫 9（V）D
调制方式　　　　调幅，调频，连续波，单边宽
中频带宽　　　　8 千赫、20 千赫、50 千赫、150 千赫、500 千赫
控制方式　　　　遥控，人工搜索
作用距离　　　　240 千米
定位方式　　　　信号到达时间差和差分多普勒技术
空地信号传输　　微波链路直接传输或卫星中继
工作高度　　　　3 000 ~ 6 000 千米

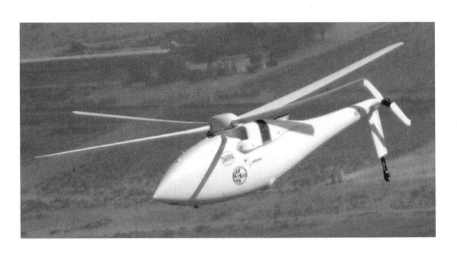

**A160"蜂鸟"无人直升机**

## 战技指标

| | |
|---|---|
| 机长 | 19.43 米 |
| 总重 | 约 2.948 吨 |
| 燃油容量 | 1.225 吨 |
| 续航时间 | 10 小时（高度 926 千米，装载 136 千克） |
| 升限 | 悬停：4 572 米；巡航：9 144 米 |
| 数据链 | 波音产品 |
| 传感器 | 光电 / 红外 |
| 旋翼直径 | 10.97 米 |
| 有效载荷 | 136 ～ 453.6 千克 |
| 燃料类型 | JP |
| 功率 | 572 马力 |
| 最大速度 | 259 千米 / 小时 |
| 巡航速度 | 111 千米 / 小时 |
| 使用半径 | 926 千米 |
| 频段 | Ku 频段 |

# 俄罗斯篇

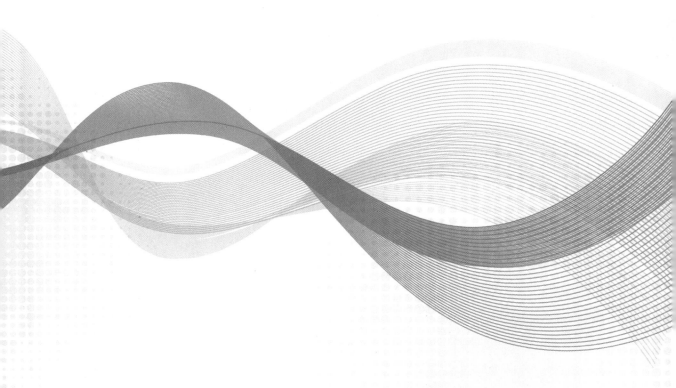

# 陆上装备

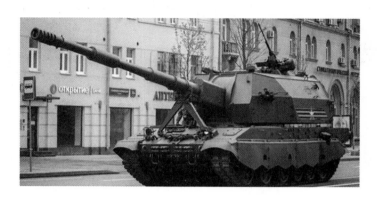

2S35"联盟–SV"152 毫米自行榴弹炮

## 战技指标

| | |
|---|---|
| 口径 | 152 毫米 |
| 身管长 | 52 倍口径 |
| 配用武器 | 2A88 式 152 毫米火炮 |
| 高低射界 | − 7°～ + 70° |
| 方向射界 | 360° |
| 最大射程 | 40 千米（制式炮弹），70 千米（增程弹） |
| 最大射速 | 16 发 / 分钟 |
| 配用弹种 | 制式炮弹、增程弹、发烟弹、照明弹、激光制导炮弹等 |
| 携弹量 | 70 发 |
| 全炮长 | 11.9 米 |
| 全炮宽 | 3.58 米 |
| 全炮高 | 2.98 米 |
| 战斗全重 | 55 吨 |
| 最大公路速度 | 65 千米 / 小时 |
| 最大公路行程 | 600 千米（主油箱供油） |
| 辅助武器 | 1 挺 12.7 毫米机枪，4 组 81 毫米电动烟雾榴弹发射器 |
| 乘员 | 3 人 |
| 服役时间 | 2016 年 |
| 识别特征 | 是 2S19 自行榴弹炮的衍生型号，采用无人炮塔，有 1 个全自动弹药搬运装卸系统 |

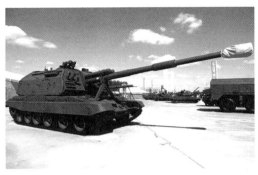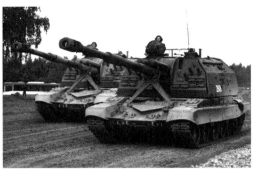

**2S19"姆斯塔–S"152毫米自行榴弹炮**

## 战技指标

| | |
|---|---|
| 口径 | 152毫米 |
| 配用武器 | 1门2A64式152毫米炮塔装榴弹炮 |
| 高低射界 | －3°~＋68° |
| 方向射界 | 360° |
| 最大射程 | 24.7千米（OF-45破片杀伤榴弹），28.9千米（OF-61底排弹），29千米（子母弹），20千米（3NS30干扰弹） |
| 射速 | 7~8发/分钟 |
| 配用弹种 | 破片杀伤榴弹、底排榴弹、干扰弹、子母弹、发烟弹、"红土地"激光制导炮弹等 |
| 携弹量 | 50发（弹丸和装药），300发（枪弹） |
| 全炮长 | 11.917米 |
| 车体长 | 6.04米 |
| 全炮宽 | 3.584米 |
| 全炮高 | 2.985米 |
| 标准质量 | 42吨 |
| 最大速度 | 60千米/小时 |
| 最大公路行程 | 500千米（主油箱供油） |
| 辅助武器 | 1挺顶置NSVT式12.7毫米机枪；6组炮塔装81毫米烟幕榴弹发射器 |
| 乘员 | 5人 |
| 服役时间 | 1989年 |
| 识别特征 | 炮车体前部配有轻型自动挖壕系统 |

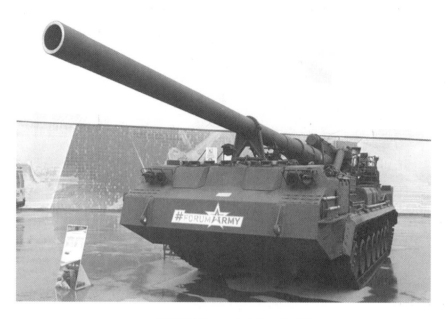

2S7"牡丹花"203 毫米自行榴弹炮

## 战技指标

| | |
|---|---|
| 口径 | 203 毫米 |
| 初速 | 960 米 / 秒（破片杀伤榴弹） |
| 射速 | 1.5 发 / 分钟（2S7 榴弹炮），2.5 发 / 分钟（2S7M 榴弹炮） |
| 最大射程 | 37.5 千米（榴弹），47.5 千米（火箭增程弹） |
| 高低射界 | 0° ~ + 60° |
| 方向射界 | − 15° ~ + 15° |
| 全炮长 | 13.12 米 |
| 全炮宽 | 3.38 米 |
| 全炮高 | 3 米 |
| 发动机类型 | V–46– Ⅳ –12 涡轮增压发动机 |
| 发动机功率 | 617.4 千瓦 |
| 携弹量 | 4 发 |
| 爬坡度 | 21.8° |
| 战斗全重 | 46.5 吨 |
| 行走装置 | 履带式 |
| 最大公路速度 | 50 千米 / 小时 |
| 最大行程 | 650 千米（主油箱供油） |
| 乘员 | 7 人 |

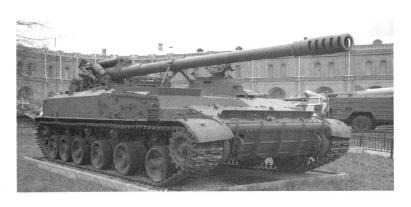

2S5"风信子–S"152毫米自行榴弹炮

## 战技指标

| | |
|---|---|
| 口径 | 152毫米 |
| 配用武器 | 1门2A37式152毫米炮塔装榴弹炮 |
| 初速 | 942米/秒（常规炮弹） |
| 最大射程 | 28.4千米（常规炮弹），33.1千米（火箭增程弹），37千米（底排弹） |
| 最小射程 | 8.6千米 |
| 最大射速 | 6发/分钟 |
| 高低射界 | －2°～＋57° |
| 方向射界 | －15°～＋15° |
| 配用弹种 | 常规炮弹、火箭增程弹、破甲弹、发烟弹、化学弹、子母弹、激光制导炮弹等 |
| 携弹量 | 30发 |
| 全炮长 | 8.33米 |
| 全炮宽 | 3.25米 |
| 全炮高 | 2.76米 |
| 战斗全重 | 28.2吨 |
| 最大速度 | 63千米/小时 |
| 最大行程 | 500千米（主油箱供油） |
| 发动机 | V–59、V–12水冷增压多燃油 |
| 发动机功率 | 382.2千瓦 |
| 乘员 | 5人 |
| 识别特征 | 火炮安装在底盘后部，装有炮口制退器，无抽烟装置，无炮塔 |

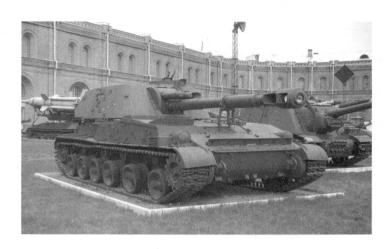

**2S3"金合欢"152 毫米自行榴弹炮**

## 战技指标

| | |
|---|---|
| 口径 | 152 毫米 |
| 初速 | 655 米 / 秒（OF-540 破片杀伤榴弹） |
| 最大射程 | 18.5 千米（OF-540 破片杀伤榴弹），17.4 千米（3OF-25 破片杀伤榴弹），24 千米（火箭增程弹） |
| 最大射速 | 4 发 / 分 |
| 高低射界 | −4°～＋60° |
| 方向射界 | 360° |
| 配用弹种 | 破片杀伤榴弹、尾翼稳定破甲弹、火箭增程弹、曳光穿甲弹、照明弹、发烟弹、燃烧弹、"红土地"激光制导炮弹等 |
| 携弹量 | 46 发（炮弹） |
| 全炮长 | 8.4 米 |
| 车体长 | 7.765 米 |
| 全炮宽 | 3.25 米 |
| 全炮高 | 3.05 米 |
| 战斗全重 | 27.5 吨 |
| 最大公路速度 | 60 千米 / 小时 |
| 最大公路行程 | 500 千米（主油箱供油） |
| 最大越野行程 | 270 千米 |
| 燃油储备 | 830 升 |
| 发动机 | V-59、V-12 水冷，功率 382.2 千瓦 |
| 乘员 | 4 人 |

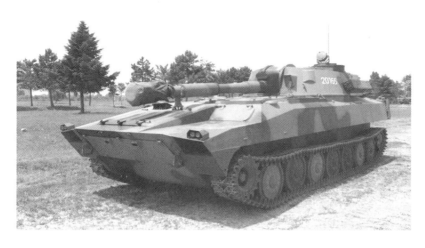

**2S1"康乃馨"122 毫米自行榴弹炮**

## 战技指标

| | |
|---|---|
| 口径 | 122 毫米 |
| 最大初速 | 690 米 / 秒（OF–462 榴弹、S–463 照明弹、D4 发烟弹），740 米 / 秒（尾翼稳定破甲弹） |
| 最大射程 | 15.3 千米（榴弹），21.9 千米（火箭增程弹），12 千米（激光制导炮弹） |
| 持续射速 | 5 ~ 8 发 / 分钟 |
| 携弹量 | 40 发 |
| 高低射界 | － 3°~ ＋ 70° |
| 方向射界 | 360° |
| 配用弹种 | 榴弹、火箭增程弹、破甲弹、激光制导炮弹等 |
| 全炮长 | 7.26 米 |
| 全炮宽 | 2.85 米 |
| 全炮高 | 2.287 米（至炮塔顶） |
| 战斗全重 | 15.7 吨 |
| 行走装置 | 履带式 |
| 最大公路速度 | 61.5 千米 / 小时 |
| 最大水上速度 | 6 千米 / 小时 |
| 最大行程 | 500 千米（主油箱供油） |
| 发动机 | YaMZ–238N V8 水冷，功率 220.5 千瓦 |
| 乘员 | 4 人 |

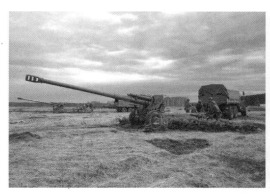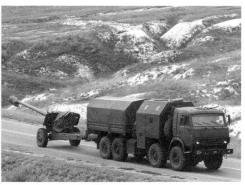

2A65 "姆斯塔 –B" 152 毫米牵引榴弹炮

## 战技指标

| | |
|---|---|
| 口径 | 152 毫米 |
| 初速 | 810 米 / 秒（OF–45 榴弹），828 米 / 秒（OF–61 底排弹） |
| 最大射程 | 24.7 千米（OF–45 榴弹），29 千米（OF–61 底排弹），26 千米（OF–23 子母弹） |
| 最大射速 | 7 发 / 分钟 |
| 携弹量 | 80 发 |
| 高低射界 | − 3.5° ~ + 70° |
| 方向射界 | − 27° ~ + 27° |
| 配用弹种 | 杀爆弹、底排弹、电子干扰弹、激光制导炮弹、照明弹、发烟弹、化学弹等 |
| 战斗全重 | 7 吨 |
| 最大牵引速度 | 80 千米 / 小时（公路），30 千米 / 小时（越野） |
| 炮架 | 开脚式 |
| 炮班人数 | 8 人 |

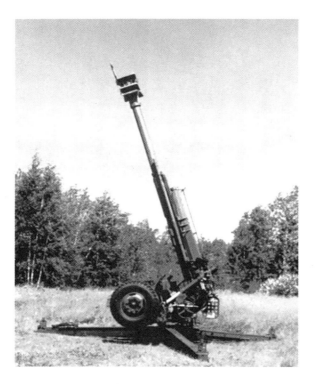

**2A61 式 152 毫米牵引榴弹炮**

## 战技指标

| | |
|---|---|
| 口径 | 152 毫米 |
| 最大射程 | 15 千米 |
| 最小射程 | 4 千米 |
| 最大射速 | 8 发 / 分钟 |
| 高低射界 | − 5° ~ ＋ 70° |
| 方向射界 | 360° |
| 配用弹种 | 杀爆弹 |
| 行军状态长 | 6.36 米 |
| 行军状态宽 | 2.2 米 |
| 行军状态高 | 1.97 米 |
| 战斗全重 | 4.4 吨 |
| 最大牵引速度 | 80 千米 / 小时（公路） |
| 炮班人数 | 7 人 |

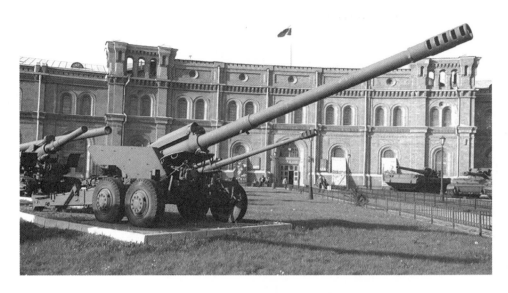

**2A36"风信子–B"152毫米牵引榴弹炮**

## 战技指标

| | |
|---|---|
| 口径 | 152毫米 |
| 初速 | 800米/秒（破片杀伤榴弹） |
| 最大射程 | 27千米（破片杀伤榴弹），40千米（火箭增程破片杀伤榴弹） |
| 最大射速 | 6发/分钟 |
| 全炮长 | 12.3米 |
| 行军状态长 | 12.92米 |
| 身管长 | 8.197米 |
| 行军状态宽 | 2.788米 |
| 全炮高 | 2.76米 |
| 携弹量 | 60发 |
| 高低射界 | －2.5°～＋57° |
| 方向射界 | －25°～＋25° |
| 配用弹种 | 破片杀伤榴弹、曳光穿甲弹及化学弹、发烟弹、燃烧弹、火箭增程破片杀伤榴弹、激光制导炮弹等。 |
| 战斗全重 | 9.8吨 |
| 最大牵引速度 | 80千米/小时（公路），30千米/小时（越野） |
| 炮架 | 开脚式 |
| 炮班人数 | 8人 |

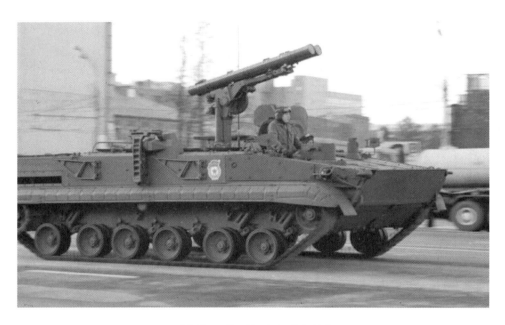

"菊花 –S" 反坦克导弹发射车

## 战技指标

| | |
|---|---|
| 战斗全重 | 29 吨 |
| 乘员 | 2 人 |
| 载弹 | 17 枚反坦克导弹 |
| 弹长 | 7.2 米 |
| 弹径 | 0.95 米 |
| 发射质量 | 3.8 吨 |
| 最大射程 | 280 千米 |
| 命中精度 | 圆概率偏差小于 1 米 |

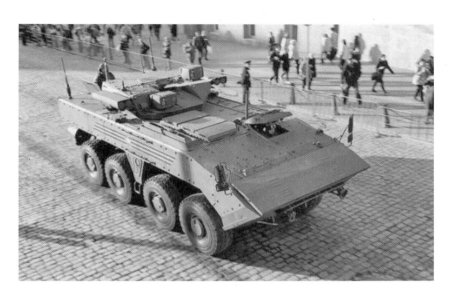

"回旋镖"两栖装甲运兵车

## 战技指标

| | |
|---|---|
| 战斗全重 | 25 吨 |
| 全长 | 8 米 |
| 全宽 | 3 米 |
| 全高 | 3 米 |
| 乘载员 | 11 人（3+8） |
| 最大公路速度 | 100 千米 / 小时 |
| 最大越野速度 | 50 千米 / 小时 |
| 最大续航里程 | 800 千米 |
| 武器装备 | 1 挺 30 毫米机炮，共有 160 发穿甲弹和 340 发爆破燃烧弹；1 挺 7.62 毫米并列枪，2 具双联装"短号"D 反坦克导弹发射器 |
| 识别特征 | 车体高大，前上部装甲倾斜明显，车体两侧和车尾基本竖直，炮塔位于车体中央 |

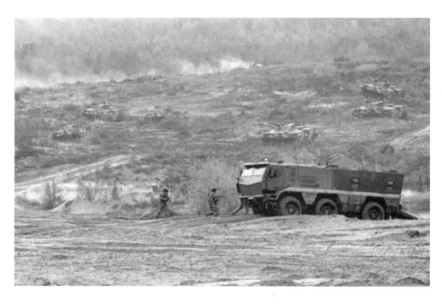

"台风"装甲车

## 战技指标

| | |
|---|---|
| 战斗全重 | 24 吨 |
| 车长 | 8.99 米 |
| 车宽 | 2.55 米 |
| 车高 | 3.12 米（至车顶） |
| 乘载员 | 19 人（3+16） |
| 最大速度 | 105 千米 / 小时 |
| 最大行程 | 1 200 千米 |
| 最小转向半径 | 9.5 米 |

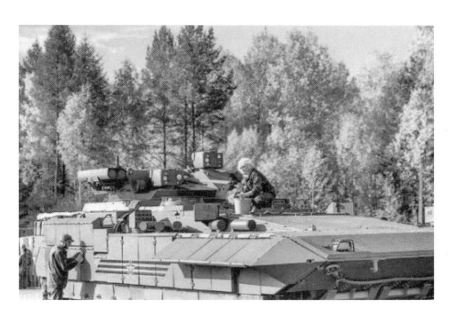

T–15"舰队"步兵战车

## 战技指标

| | |
|---|---|
| 战斗全重 | 50 吨 |
| 车长 | 9.5 米 |
| 车宽 | 4.8 米 |
| 车高 | 3.5 米 |
| 乘载员 | 12 人（3+9） |
| 武器装备 | 1 门 2A42 型 30 毫米主炮，弹药 500 发；7.62 毫米并列机枪，备弹 2 000 发；2 具带 4 枚"短号 –D"反坦克导弹发射装置 |
| 识别特征 | 车体很长，由于装备重型无人炮塔，导致其载员舱很小，从炮塔尾部与车体尾部之间的间隔可获得直观体现 |

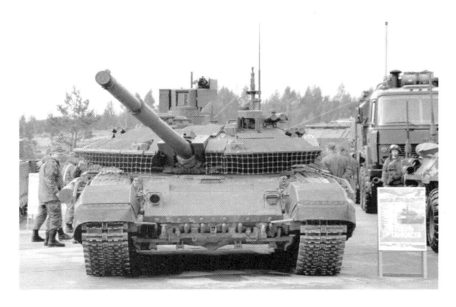

T-90M 主战坦克

## 战技指标

| | |
|---|---|
| 战斗全重 | 48 吨 |
| 最大速度 | 65 千米 / 小时 |
| 越野速度 | 50 千米 / 小时 |
| 车长 | 9.53 米 |
| 车宽 | 3.78 米 |
| 车高 | 2.22 米 |
| 炮口初速 | 1 710 米 / 秒（3BM-42 型穿甲弹） |
| 动力系统 | V-92S2F 多燃柴油发动机 |
| 推重比 | 22.6 马力 / 吨 |
| 最大行程 | 550 千米 |
| 武器装备 | 1 门 2A-46M-5 型 125 毫米滑膛坦克炮，1 挺 7.62 毫米同轴机枪 |

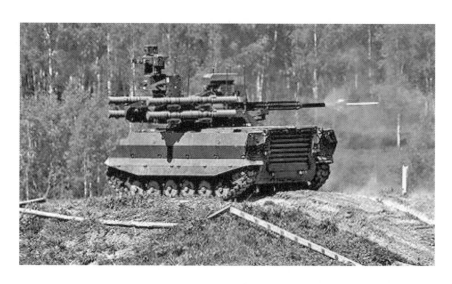

"天王星–9"战斗机器人

## 战技指标

| | |
|---|---|
| 全重 | 12 吨 |
| 全长 | 5.12 米 |
| 全宽 | 2.53 米 |
| 全高 | 2.5 米 |
| 最大公路速度 | 35 千米 / 小时 |
| 最大越野速度 | 25 千米 / 小时 |
| 续航里程 | 约 200 千米 |
| 受控范围 | 3 千米 |
| 行走装置 | 履带式底盘 |
| 武器装备 | 1 门 30 毫米口径机关炮，1 挺 7.62 毫米机枪，4 枚反坦克导弹 |

# 海上装备

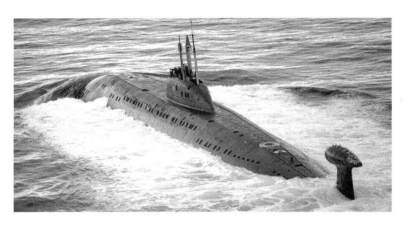

"维克多 – Ⅲ"级鱼雷核潜艇

## 战技指标

| | |
|---|---|
| 水上排水量 | 4 850 吨 |
| 水下排水量 | 6 300 吨 |
| 主尺度 | 107 米 ×10.6 米 ×7.4 米 |
| 动力系统 | 2 座 VM–4 型压水反应堆，150 兆瓦；2 台汽轮机，22.7 兆瓦；单轴单桨 |
| 水上航速 | 10 节 |
| 水下航速 | 30 节 |
| 潜深 | 400 米 |
| 艇员编制 | 98 人（军官 17 名） |
| 武器系统 | 3M10 型"石榴石"对陆攻击巡航导弹，惯性、地形匹配制导，射程 2 500 千米；"针"–3M 便携式防空导弹；83R/84R 型反潜导弹，从 533 毫米鱼雷发射管发射，射程 45 千米，可携带 20 万吨 TNT 当量核装药战斗部或 40 型鱼雷；86R/88R 型反潜导弹，从 650 毫米口径鱼雷发射管发射，射程 100 千米，可携带 20 万吨 TNT 当量核装药战斗部或 40 型鱼雷；4 具 533 毫米鱼雷发射管，2 具 650 毫米鱼雷发射管，可发射鱼雷和导弹（总计 24 枚鱼雷，可由 36 枚水雷替代） |

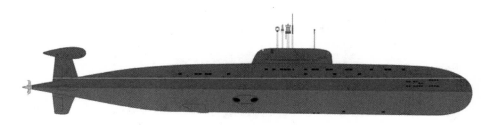

"塞拉－Ⅱ"级多用途核潜艇

## 战技指标

| | |
|---|---|
| 水上排水量 | 6 470 吨 |
| 水下排水量 | 10 400 吨 |
| 艇长 | 110.5 米 |
| 艇宽 | 12.2 米 |
| 平均吃水 | 8.8 米 |
| 水上航速 | 19 节 |
| 水下航速 | 35 节 |
| 潜深 | 600 米 |
| 艇员编制 | 59（军官 31 名） |
| 动力系统 | 1 座 OK-650B 型反应堆（功率 190 兆瓦），4 部锅炉，2 部涡轮发电机，2 组蓄电池，2 部 DG-300 型柴油机（每部功率 750 马力） |
| 武器系统 | 6 部 533 毫米鱼雷发射管（40 枚鱼雷和导弹），S-10 巡航导弹，8 部 9K310 型防空导弹发射系统 |

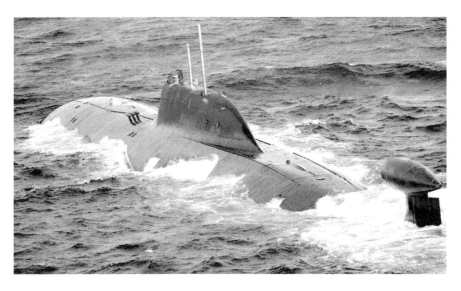

"阿库拉"级攻击型核潜艇

## 战技指标

| | |
|---|---|
| 水上排水量 | 8 140 吨 |
| 水下排水量 | 10 500 吨 |
| 主尺度 | 110 米 ×14 米 ×10 米 |
| 动力装置 | 1 座 VM–5 型压水反应堆，190 兆瓦；2 台 GT3A 型汽轮机，35 兆瓦；2 台应急电动机，552 千瓦 |
| 水上航速 | 10 节 |
| 水下航速 | 33 节 |
| 潜深 | 480 米 |
| 艇员编制 | 62 人（军官 31 名） |
| 雷达系统 | "窥探对"或"窥探半"– I/J 波段对海搜索雷达 |
| 声呐系统 | "鲨鱼鳃"型（MGK503）主 / 被动低 / 中频搜索和攻击艇壳声呐；"鼠鸣"型主动高频攻击用艇壳声呐；"散射 –3"型被动其低频拖曳线列阵声呐 |
| 电子对抗系统 | "圆边帽"电子对抗设备 |
| 武器系统 | 3M10 型"石榴石"对陆攻击巡航导弹，惯性、地形匹配制导；"针 –3M"便携式防空导弹共计 18 枚；83R/84R 型反潜导弹，从 533 毫米鱼雷发射管发射；86R/88R 型反潜导弹，从 650 毫米口径鱼雷发射管发射；4 具 533 毫米鱼雷发射管，4 具 650 毫米鱼雷发射管，可发射鱼雷和导弹（总计 40 枚） |

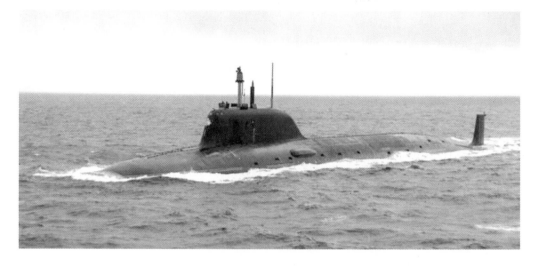

"亚森"级攻击型核潜艇

## 战技指标

| | |
|---|---|
| 水上排水量 | 9 500 吨 |
| 水下排水量 | 11 800 吨 |
| 主尺度 | 120 米 ×13 米 ×9.4 米 |
| 动力装置 | 1 座 OK650B 型压水反应堆，195 兆瓦；2 台 GT3A 型汽轮机，31.6 兆瓦，单轴；大倾斜 7 叶螺旋桨 |
| 水上航速 | 16 节 |
| 水下航速 | 31 节 |
| 潜深 | 600 米 |
| 艇员编制 | 80 人（军官 30 名） |
| 导弹 | 8 具四联装垂直发射装置，共可装载 32 枚导弹，包括 3M54、3M55 和 3M14 等型号 |
| 反潜导弹 | SS-N-15，从鱼雷发射管发射 |
| 鱼雷 | 8 具 533 毫米舷侧鱼雷发射管，可装载 30 枚鱼雷和导弹 |
| 雷达 | 水面搜索雷达，I 波段 |
| 声呐 | MGK-600 型"伊尔特什 - 双柄瓶 - 亚森"综合声呐系统，包括艏部球形基阵的主 / 被动低频搜索和攻击艇壳声呐、舷侧阵声呐和被动甚低频拖曳线列阵声呐 |
| 对抗措施 | 电子支援措施，雷达告警系统 |
| 识别特征 | 双壳体结构，艇内 7 舱室布置，分别是指挥舱、巡航导弹舱、鱼雷舱、居住舱、反应堆舱、主机舱和艉部舱 |

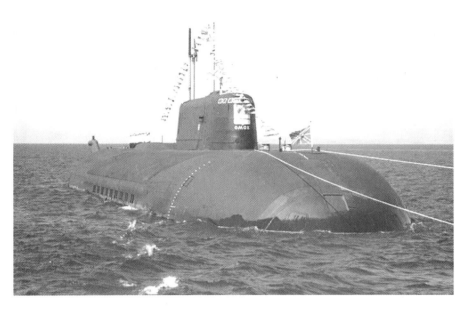

"奥斯卡－Ⅱ"级巡航导弹核潜艇

## 战技指标

| | |
|---|---|
| 水上排水量 | 14 700 吨 |
| 水下排水量 | 23 900 吨 |
| 主尺度 | 154 米 ×18.2 米 ×9 米 |
| 动力系统 | 2 座 VM–5 型压水反应堆，380 兆瓦；2 台 GT3A 型汽轮机，72 兆瓦；双轴双桨 |
| 水上航速 | 14.6 节 |
| 水下航速 | 33.2 节 |
| 潜深 | 420 米 |
| 艇员编制 | 107 人（军官 48 名） |
| 巡航导弹 | 24 枚 "海难" / "花岗岩" 3M45 反舰巡航导弹，指令修正或惯性制导，主动雷达制导，射程 450 千米，2.5 马赫，战斗部为 750 千克高爆常规战斗部或 50 万吨 TNT 当量核战斗部 |
| 反潜导弹 | "海星" 83R/84R（SS–N–15）反潜导弹，从 533 毫米口径鱼雷发射管发射，射程 45 千米，可携带 20 万吨 TNT 当量核装药战斗部或 40 型鱼雷；"牧马" 88R/86R（SS–N–16）反潜导弹，从 650 毫米口径鱼雷发射管发射，射程 100 千米，可携带 20 万吨 TNT 当量核装药战斗部或 40 型鱼雷 |

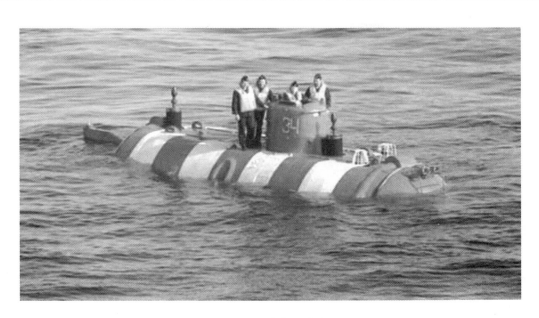

APC-600 深海载人潜水器

## 战技指标

　　主要用于搜寻和调查水下 1 千米以内遇险的潜艇。APC-600 采用双层壳体结构，能搭载驾驶员和工程操作员，可安装各种工程设备，配备导航和通信声呐系统，一次可在指定深度连续工作 8 小时。2014 年已经有 2 艘进行了试验并列装海军。同时，俄海军继续升级改造钛合金艇壳的 1855 型 "锦标" 深海救援艇，该艇可在水下 500 米实施救援工作。

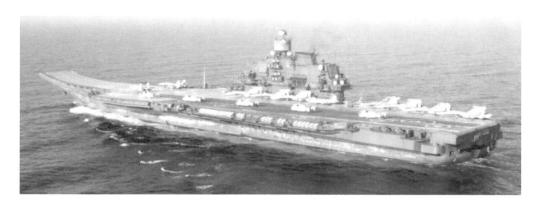

"库兹涅佐夫海军元帅"号航母

## 战技指标

标准排水量　　55 000 吨（满载 67 500 吨）

舰长　　　　　304.5 米（水线长 280）

舰宽　　　　　70 米

吃水　　　　　10.5 米

最大航速　　　30 节

续航力　　　　8 500 海里（18 节）

自给力　　　　45 天

舰员编制　　　1 960 人（军官 200 名）

舰载机　　　　20 架苏-33 战斗机，15 架卡-27 反潜直升机，4 架苏-25УТГ
　　　　　　　攻击机，2 架卡-31 预警直升机

武器系统　　　12 枚垂直发射的 SS-N-12 远程反舰导弹，其反舰导弹的打
　　　　　　　击纵深为 550 千米；4 座 SA-N-9 垂直发射防空导弹，每座
　　　　　　　有 6 个发射单元，每个单元备弹 8 枚，总共备弹 192 枚，
　　　　　　　射程 15 千米；8 座"卡什坦"弹炮合一近防系统，系统配
　　　　　　　置为 2 座 30 毫米 6 管炮和 8 枚 SA-N-11 近程导弹，火炮
　　　　　　　射程 2 500 米，导弹射程 8 000 米；AK-630 型 6 管 30 毫
　　　　　　　米炮 4 座，射程 2 500 米，发射率 3 000 发 / 分钟。舰尾两
　　　　　　　舷处各布置 1 座 RBU-12000 十联装火箭深弹发射器，射程
　　　　　　　12 千米

动力系统　　　4 台 TV-12-4 型蒸汽轮机，总功率 20 万马力，设计航速超
　　　　　　　过 30 节

声呐系统　　　"公牛角"综合声呐和"马颚"舰壳声呐

# 空中装备

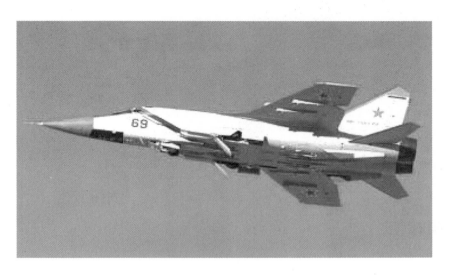

苏 –31 战斗机

## 战技指标

| | |
|---|---|
| 机长 | 22.69 米 |
| 机高 | 6.15 米 |
| 翼展 | 13.46 米 |
| 机翼面积 | 61.6 平方米 |
| 空重 | 21.825 吨 |
| 正常起飞质量 | 41 吨 |
| 最大起飞质量 | 46.2 吨 |
| 最大平飞速度 | 1 361 千米 / 小时 |
| 实用升限 | 20.6 千米 |
| 作战半径 | 720 千米 |
| 基本航程 | 1 500 千米 |

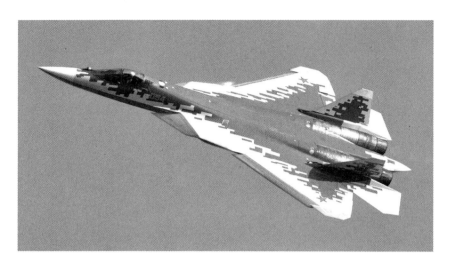

苏 –57 战斗机

## 战技指标

| | |
|---|---|
| 机长 | 19.7 米 |
| 机高 | 4.8 米 |
| 翼展 | 14 米 |
| 空重 | 18.5 吨 |
| 正常起飞质量 | 30.61 吨 |
| 最大起飞质量 | 37 吨 |
| 燃油质量 | 11.1 吨 |
| 最大平飞速度 | 2 600 千米 / 小时 |
| 实用升限 | 20 千米 |
| 航程 | 3 500 ~ 4 300 千米 |

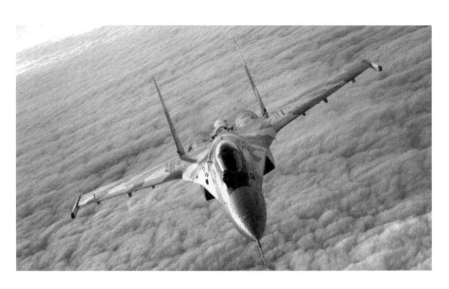

苏 −35 战斗机

## 战技指标

| | |
|---|---|
| 机长 | 21.9 米 |
| 机高 | 5.9 米 |
| 翼展 | 14.7 米 |
| 最大燃油质量 | 11.3 吨 |
| 正常起飞质量 | 25.3 吨 |
| 最大起飞质量 | 34.5 吨 |
| 最大平飞速度 | 2.25 马赫（高空），1 400 千米 / 小时（低空） |
| 实用升限 | 18 千米 |
| 起飞滑跑距离 | 500 米 |
| 基本航程 | 3 600 千米 |
| 转场航程 | 4 500 千米 |
| 识别特征 | 单座双发，三翼面设计 |

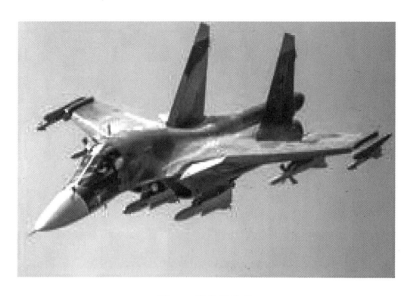

苏 –34 战斗轰炸机

## 战技指标

| | |
|---|---|
| 机长 | 23.3 米 |
| 机高 | 6.5 米 |
| 翼展 | 14.7 米 |
| 最大燃油质量 | 12.1 吨（机内），7.2 吨（外挂） |
| 正常起飞质量 | 38.24 吨 |
| 最大起飞质量 | 44.36 吨 |
| 最大平飞速度 | 1 400 千米 / 小时（海平面） |
| 最大航程 | 4 000 千米 |
| 实用升限 | 15 千米 |
| 作战半径 | 1 130 千米（高 – 高 – 高飞行剖面） |
| 识别特征 | 并列双座双发，机头扁平 |

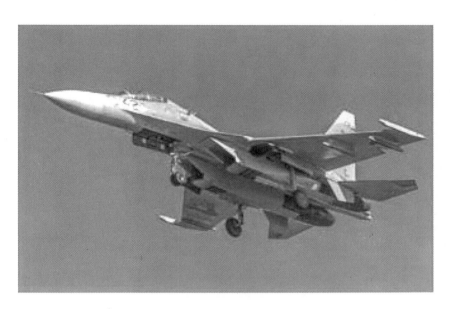

苏 –30M2 战斗机

## 战技指标

| | |
|---|---|
| 机长 | 21.94 米 |
| 机高 | 6.4 米 |
| 翼展 | 14.7 米 |
| 最大燃油质量 | 9.72 吨 |
| 正常起飞质量 | 24.9 吨 |
| 最大起飞质量 | 34.5 吨 |
| 最大平飞速度 | 2 100 千米 / 小时（高空） |
| 航程 | 5 600 千米（一次加油） |
| 最大升限 | 17.3 千米 |
| 驾驶人数 | 2 人 |
| 识别特征 | 双座双发；油箱容量较大，具备空中加油能力；外形与苏 –27 非常相似 |

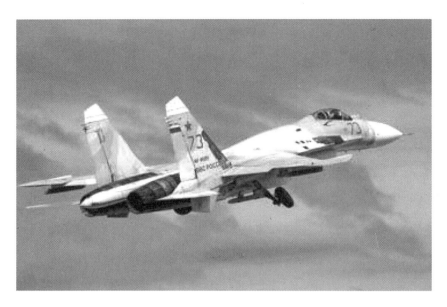

苏 –27UB 战斗机

## 战技指标

| | |
|---|---|
| 机长 | 21.94 米 |
| 机高 | 6.36 米 |
| 翼展 | 14.7 米 |
| 空重 | 17.5 吨 |
| 最大燃油质量 | 9.4 吨 |
| 正常起飞质量 | 24.14 吨 |
| 最大起飞质量 | 33.5 吨 |
| 最大平飞速度 | 2.35 马赫（高空） |
| 实用升限 | 18 千米 |
| 起飞滑跑距离 | 450 米 |
| 着陆滑跑距离 | 620 米 |
| 作战半径 | 1 500 千米 |
| 航程 | 3 530 千米 |
| 识别特征 | 单座双发；机身为全金属半硬壳式，机头略向下垂 |

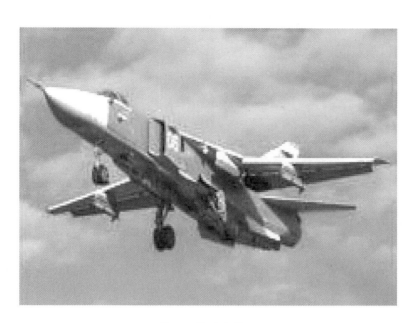

苏 –24 战斗轰炸机

## 战技指标

| | |
|---|---|
| 机长 | 24.53 米 |
| 机高 | 4.97 米 |
| 翼展 | 17.63 米 |
| 空重 | 19 吨 |
| 正常起飞质量 | 36 吨 |
| 最大起飞质量 | 39.7 吨 |
| 最大平飞速度 | 1 408 千米 / 小时（海平面） |
| 实用升限 | 17.5 千米 |
| 作战半径 | 950 千米（低 – 低 – 高，带 2.5 吨武器） |
| 识别特征 | 双座单发，机上有 8 个挂架 |

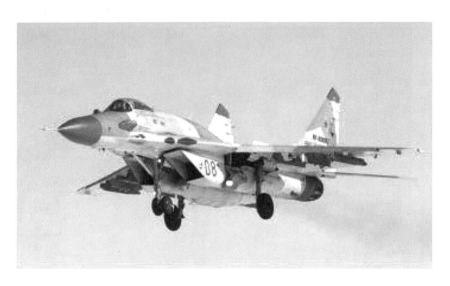

米格 –29 战斗机

## 战技指标

| | |
|---|---|
| 机长 | 17.32 米 |
| 机高 | 4.73 米 |
| 翼展 | 11.36 米 |
| 空重 | 10.9 吨 |
| 最大燃油质量 | 4.64 吨（带 1 个 1 500 升的副油箱） |
| 正常起飞质量 | 15.24 吨 |
| 最大起飞质量 | 18.5 吨 |
| 最大平飞速度 | 1 500 千米 / 小时（海平面） |
| 实用升限 | 187 千米 |
| 最大爬升率 | 330 米 / 秒 |
| 基本航程 | 1 500 千米 |
| 识别特征 | 单座双发，气动设计采用翼身融合体 |

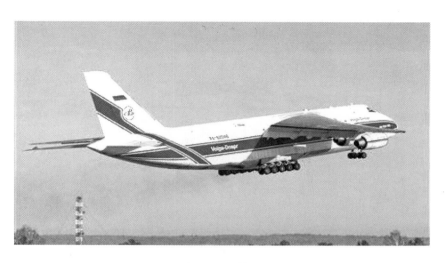

安 –124 运输机

## 战技指标

| | |
|---|---|
| 机长 | 69.1 米 |
| 机高 | 21.08 米 |
| 翼展 | 73.3 米 |
| 空重 | 175 吨 |
| 机翼面积 | 628 平方米 |
| 货舱尺寸 | 36 米 ×6.4 米 ×4.4 米 |
| 最大起飞质量 | 405 吨 |
| 最大载质量 | 150 吨 |
| 载油量 | 230 吨 |
| 最大飞行速度 | 865 千米 / 小时 |
| 起飞滑跑距离 | 2 520 米 |
| 着陆滑跑距离 | 900 米 |
| 最大航程 | 3 200 千米 |
| 实用升限 | 10 ~ 12 千米 |
| 乘员 | 87 人 |
| 动力装置 | 4 台 D–18T–S3 非加力发动机 |
| 推力 | 23.4 吨 |
| 识别特征 | 机腹贴近地面，机头、机尾均有全尺寸货舱门，货舱分为上下两层 |

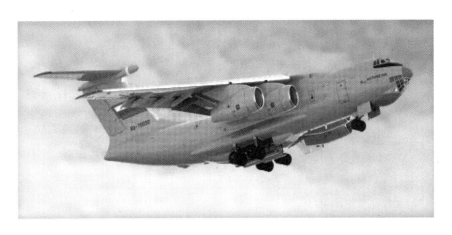

伊尔－76MD－90A 大型运输机

## 战技指标

| | |
|---|---|
| 机长 | 49 米 |
| 机高 | 15 米 |
| 翼展 | 49 米 |
| 机翼面积 | 310 平方米 |
| 货舱容积 | 312 立方米 |
| 运力 | 单次运送 225 人 |
| 最大起飞质量 | 210 吨 |
| 最大有效载荷 | 60 吨 |
| 最大飞行速度 | 900 千米 / 小时 |
| 最大航程 | 4 300 千米 |
| 高空巡航速度 | 825 千米 / 小时 |
| 机组人员 | 5 人 |
| 动力装置 | PS－90A－76 涡扇发动机 |
| 推力 | 14.5 吨 |
| 识别特征 | 机身为全金属半硬壳结构，截面呈圆形；机头呈尖锥形，最前部安装有大量观察窗，其下为圆形雷达天线罩；机舱后部安装有两扇蚌式大型舱门；采用悬臂式上单翼；起落架支柱短粗 |

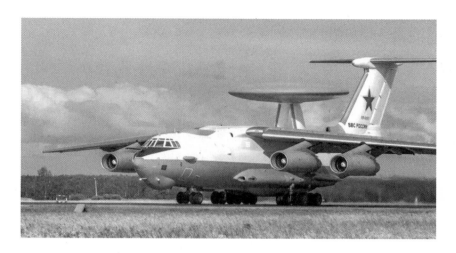

A–50 预警机

## 战技指标

| | |
|---|---|
| 机长 | 46.59 米 |
| 翼展 | 50.5 米 |
| 机高 | 14.76 米 |
| 空重 | 75 吨 |
| 最大起飞质量 | 190 吨 |
| 动力系统 | 4 台 D–30KP 涡扇发动机 |
| 实用升限 | 11 千米 |
| 最大航程 | 6 400 千米 |
| 最大速度 | 800 千米 / 小时 |
| 巡航速度 | 760 千米 / 小时 |
| 飞行平台 | 伊尔 –76MD 大型运输机 |
| 续航时间 | 7.5 小时，距离基地 1 000 千米的空域可巡航 4 小时（机内燃油） |
| 机载雷达 | 三坐标脉冲多普勒预警雷达。对歼击机探测距离为 230 千米，水面舰船为 400 千米，可同时跟踪 50 ~ 60 批目标，指挥引导 10 ~ 12 批歼击机截击作战 |
| 乘员 | 15 人（5 名机组人员，10 名任务系统操作员） |
| 预警半径 | 低空 450 千米，高空 620 千米 |
| 识别特征 | 采用较低的垂直尾翼，提高飞行稳定性 |

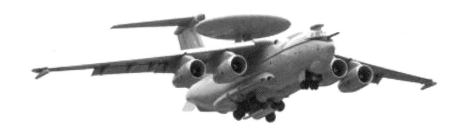

A-100 预警机

## 战技指标

| | |
|---|---|
| 机长 | 49 米 |
| 机高 | 15 米 |
| 翼展 | 49 米 |
| 机翼面积 | 310 平方米 |
| 载质量 | 52 ~ 60 吨 |
| 飞行平台 | 伊尔 –76MD–90A 大型运输机 |
| 动力装置 | PS–90A 涡扇发动机 |
| 机载雷达 | 双面阵列设计；采用 S 波段和 UHF 波段的双波段有源相控阵雷达，可同时追踪 500 个空中目标和 30 个水面目标，并对其中 50 个目标进行中继攻击，对空中目标探测距离为 600 千米，水面目标为 400 千米，可探测具有隐身功能的第五代战机 |
| 天线转速 | 5 秒 / 次 |
| 探测距离 | 对地面目标、歼击机、战略轰炸机和巡航导弹的探测距离分别为 350、400、800 和 1 000 千米 |
| 首飞时间 | 2017 年 11 月 18 日 |

# 太空与网络空间装备

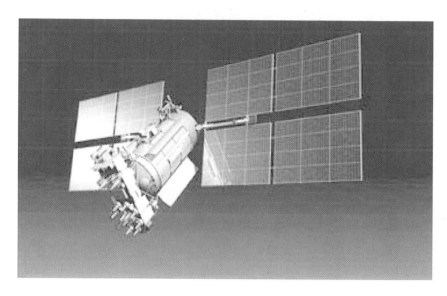

"格洛纳斯 –K2" 全球卫星导航系统

## 战技指标

| | |
|---|---|
| 首次发射时间 | 2020 年 |
| 设计寿命 | 大于 10 年 |
| 卫星质量 | 1.645 吨 |
| 卫星功率 | 4 370 瓦 |
| 太阳帆面积 | 34 平方米 |
| 载荷质量 | 520 千克 |
| 载荷功率 | 2 600 瓦 |
| 星钟 | 铯钟、铷钟 |
| 信号频段 | 1 602 ~ 1 615.5 兆赫；1 246 ~ 1 256.5 兆赫 |
| CDMA 信号 | L1、L2、L3 |
| 星间链路 | 激光链路 |
| 激光反射器 | 有 |

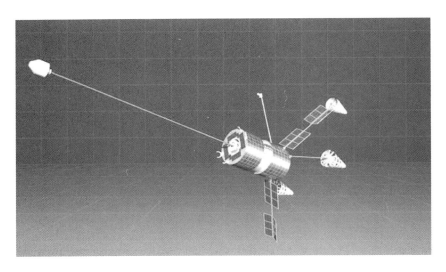

"信使 –M"低轨通信卫星

## 战技指标

| | |
|---|---|
| 设计寿命 | 5 年 |
| 尺寸 | 1.6 米 ×0.8 米 |
| 质量 | 280 千克 |
| 功率 | 100 瓦 |
| 平台 | KAUR–1 平台 |
| 电力系统 | 4 个太阳能阵列，备用镍氢电池 |
| 姿控方式 | 旋转稳定 |
| 转发器 | 12 个上行信道和 2 个下行信道；工作频段 200～400 兆赫 |
| 运载火箭 | "隆声"号火箭 |

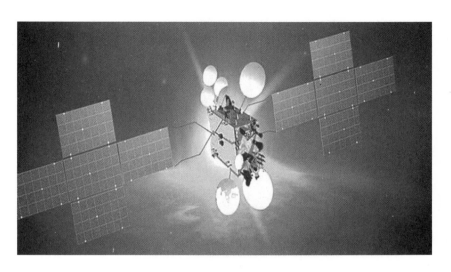

"钟鸣"通信卫星

## 战技指标

| | |
|---|---|
| 设计寿命 | 大于 15 年 |
| 平台 | 快车 –2 000 平台 |
| 运载火箭 | 质子 –M |
| 轨道类型 | 地球静止轨道 |
| 上行链路 | Q 频段 |
| 下行链路 | Ka 频段 |

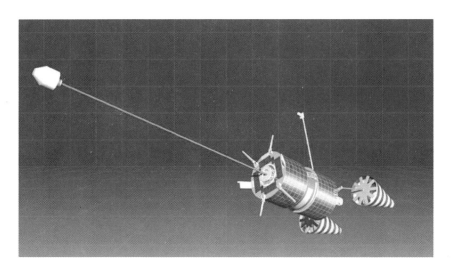

"箭－3M"战术通信卫星

## 战技指标

| | |
|---|---|
| 设计寿命 | 5 年 |
| 尺寸 | 1.6 米 ×0.8 米 |
| 质量 | 280 千克 |
| 功率 | 100 瓦 |
| 平台 | KAUR–1 平台 |
| 轨道高度 | 1 500 千米 |
| 轨道倾角 | 82.5° |
| 电力系统 | 4 个太阳能阵列，备用镍氢电池 |
| 姿控方式 | 旋转稳定 |

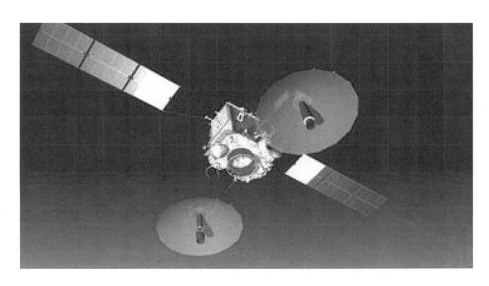

"射线"中继卫星

## 战技指标

| | |
|---|---|
| 设计寿命 | 10 年 |
| 平台 | 快车 –1000A 平台 |
| 姿控方式 | 三轴稳定 |
| 电力系统 | 2 个太阳能阵列，备用锂电池 |
| 功率 | 2.2 千瓦 |
| 运载火箭 | 质子 –M |
| 质量 | 1.165 吨 |
| 转发器 | 6 路 S 和 Ku 频段转发器；信道容量 5 兆比特 / 秒（S 频段），150 兆比特 / 秒（Ku 频段） |
| 天线 | 1 副 S 频段高增益天线，直径 4.2 米；1 副 Ku 频段高增益天线，直径 4.2 米；多副旋转全向天线 |

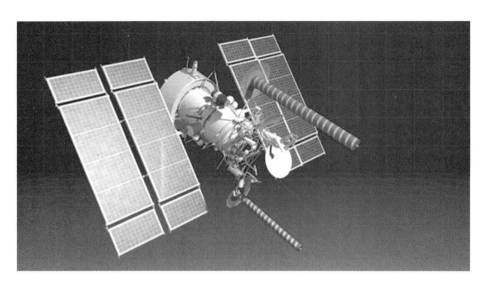

"彩虹 –1M" 地球静止轨道通信卫星

## 战技指标

| | |
|---|---|
| 设计寿命 | 10 年 |
| 平台 | MSS–2500–GSO 平台 |
| 运载火箭 | 质子 –M |
| 质量 | 2.5 吨 |
| 有效载荷 | 厘米波和分米波频段的多通道转发器 |
| 尺寸 | 5.5 米 ×2.5 米 |
| 通信频段 | L 波段、C 波段、X 波段和 Ka 波段 |

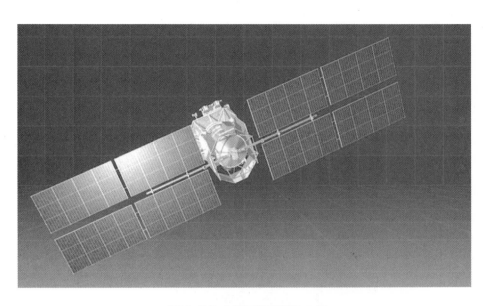

"子午线"大椭圆轨道通信卫星

## 战技指标

| | |
|---|---|
| 设计寿命 | 7 年 |
| 平台 | GLONASS–M 平台 |
| 姿控方式 | 三轴稳定 |
| 整星功率 | 3 千瓦 |
| 运载火箭 | 联盟 –2.1a |
| 有效载荷 | 1 台 40 瓦转发器，5 台 15 瓦转发器 |
| 质量 | 1.165 吨 |
| 近地点 | 900 千米 |
| 远地点 | 39 000 千米 |
| 倾角 | 65° |

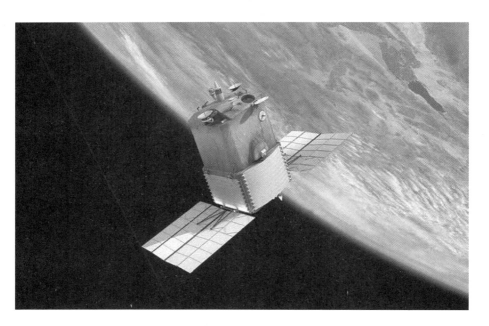

"猎豹 –M"光学测绘卫星

## 战技指标

| | |
|---|---|
| 尺寸 | 4 米 ×2.3 米 ×2.3 米 |
| 设计寿命 | 5 年 |
| 姿控方式 | 12 个小型姿态控制推力器 |
| 分辨率 | 1.1 ~ 1.35 米 |
| 幅宽 | 60 千米 |
| 运载火箭 | 联盟 –2.1a |
| 质量 | 4 吨 |
| 设备 | 高分辨率相机，中等分辨率广角相机，双激光测高仪 |

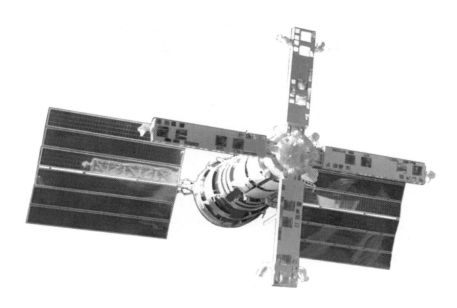

"莲花 –S"电子侦察卫星

## 战技指标

| | |
|---|---|
| 设计寿命 | 6 ~ 8 年 |
| 平台 | "琥珀"平台 |
| 电力系统 | 双太阳电池翼（2 000 瓦），备用电池 |
| 姿控方式 | 三轴稳定 |
| 运载火箭 | 联盟 –U/ 联盟 –2.1b |
| 质量 | 6.6 吨 |
| 轨道高度 | 900 千米 |
| 近地高度 | 200 千米 |
| 轨道倾角 | 67° |

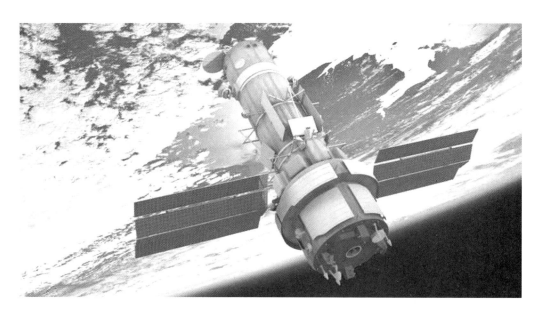

"角色"光学成像侦察卫星

## 战技指标

| | |
|---|---|
| 尺寸 | 7 米 ×2.7 米 |
| 设计寿命 | 7 年 |
| 平台 | 资源 –DK 平台 |
| 分辨率 | 0.3 米 |
| 运载火箭 | 联盟 |
| 射频通信 | 激光通信 |
| 质量 | 6.5 吨 |
| 设备 | Korsch 全反射望远镜 |

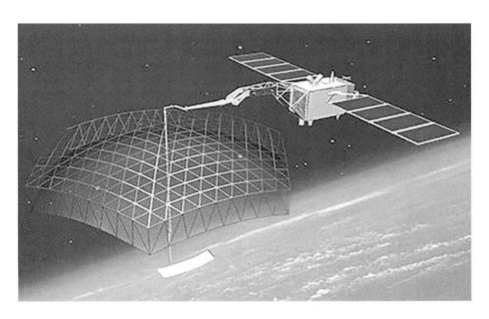

"秃鹰"雷达成像侦察卫星

## 战技指标

| | |
|---|---|
| 设计寿命 | 5 年 |
| 平台 | 箱形秃鹰平台 |
| 电力系统 | 太阳能电池，蓄电池 |
| 姿控方式 | 三轴姿态控制，陀螺和星敏感器、反作用轮、推力器 |
| 成像模式 | 聚束模式 |
| 分辨率 | 1 米 |
| 幅宽 | 10 ~ 20 米 |
| 射频通信 | X 波段下行链路速率 61 兆比特 / 秒 |
| 质量 | 1.15 吨 |
| 设备 | SAR-10 合成孔径雷达 |

# 核与导弹防御装备

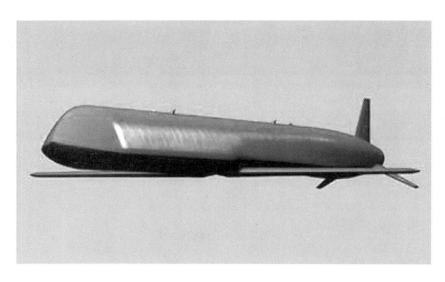

Kh–101102 战略空射巡航导弹

## 战技指标

最大射程　　　2 800 千米
巡航速度　　　0.78 马赫
使用高度　　　50 ~ 10 000 米
制导系统　　　惯性导航系统，"格洛纳斯"卫星导航系统，景象匹配系统，
　　　　　　　电视（红外成像）
战斗部质量　　400 千克
动力装置　　　涡扇发动机
命中精度　　　10 米
弹重　　　　　2.3 吨
弹长　　　　　7.45 米
弹径　　　　　510 毫米

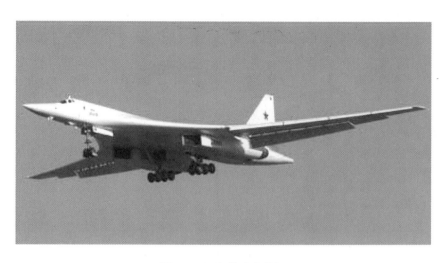

图 -160 远程战略轰炸机

## 战技指标

| | |
|---|---|
| 机长 | 54.1 米 |
| 机高 | 13.1 米 |
| 翼展 | 55.7 米（后掠角 20°） |
| 空重 | 110 吨 |
| 正常载弹量 | 9 吨 |
| 最大载弹量 | 40 吨 |
| 最大燃油质量 | 148 吨 |
| 正常起飞质量 | 267 吨 |
| 最大起飞质量 | 275 吨 |
| 最大着陆质量 | 155 吨 |
| 最大平飞速度 | 2 200 千米 / 小时（高空） |
| 实用升限 | 15 千米 |
| 起飞滑跑距离 | 2 200 米 |
| 着陆滑跑距离 | 1 600 米 |
| 最大航程 | 12 500 千米（无空中加油） |
| 作战半径 | 2 000 千米（1.5 马赫） |
| 识别特征 | 座舱内 4 名机组人员前后并列，均有单独弹射座椅；驾驶舱后方乘员休息区设有 1 个厨房 |

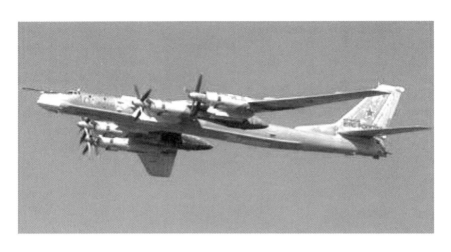

图 −95 远程战略轰炸机

## 战技指标

| | |
|---|---|
| 机长 | 49.13 米 |
| 机高 | 13.3 米 |
| 翼展 | 50.04 米 |
| 空重 | 94.4 吨 |
| 正常载弹量 | 10 吨 |
| 最大载弹量 | 25 吨 |
| 最大燃油质量 | 74 吨 |
| 最大起飞质量 | 185 吨 |
| 最大着陆质量 | 135 吨 |
| 最大平飞速度 | 925 千米 / 小时 |
| 正常巡航速度 | 711 千米 / 小时 |
| 实用升限 | 12 千米 |
| 起飞速度 | 300 千米 / 小时 |
| 着陆速度 | 270 千米 / 小时 |
| 起飞滑跑距离 | 2 540 米 |
| 着陆滑跑距离 | 1 000 米 |
| 作战半径 | 6 400 千米（不进行空中加油），8 300 千米（进行一次空中加油） |
| 识别特征 | 机身为半硬壳式全金属结构，截面呈圆形；起落架为前三点式，前起落架有 2 个机轮，并列安装；4 台涡桨发动机 |

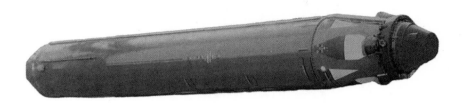

SS-N-23"轻舟"潜射弹道导弹

## 战技指标

| | |
|---|---|
| 射程 | 8 300 千米 |
| 命中精度 | 500 ~ 900 米 |
| 弹长 | 14.8 米 |
| 弹径 | 1.9 米 |
| 发射质量 | 40.3 吨 |
| 投掷质量 | 2.8 吨 |
| 弹头类型 | 分导式多弹头 |
| 制导体制 | 惯性 / 星光制导 |
| 发动机 | 三级液体火箭发动机 |
| 发射方式 | 潜艇水下发射 |

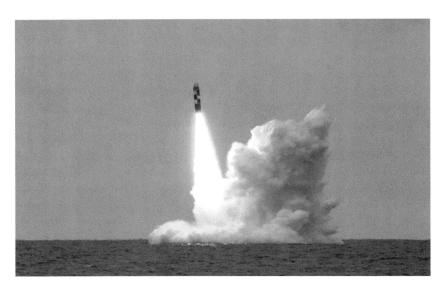

SS–N–32"布拉瓦"潜射弹道导弹

## 战技指标

| | |
|---|---|
| 射程 | 9 300 千米 |
| 命中精度 | 350 米 |
| 弹长 | 12.7 米 |
| 弹径 | 2 米 |
| 发射质量 | 36.8 吨 |
| 投掷质量 | 1.2 吨 |
| 弹头类型 | 分导式多弹头 |
| 弹头威力 | 6×10 万吨 TNT 当量 |
| 制导体制 | 惯性 / 卫星复合制导 |
| 发动机 | 三级固体火箭发动机 |
| 发射方式 | 潜艇水下发射 |

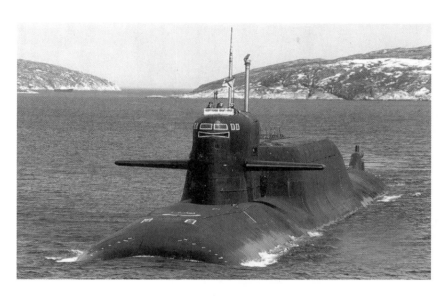

"德尔塔－Ⅳ"级战略核潜艇

## 战技指标

| | |
|---|---|
| 水上排水量 | 11 740 吨 |
| 水下排水量 | 18 200 吨 |
| 艇长 | 167.4 米 |
| 艇宽 | 11.7 米 |
| 平均吃水 | 8.8 米 |
| 动力系统 | 2 座 OK-700A 型压水反应堆，180 兆瓦；2 台 GT3A-635 型汽轮机，27.5 兆瓦；2 台应急电动机，450 千瓦；双轴双桨 |
| 水上航速 | 14 节 |
| 水下航速 | 24 节 |
| 潜深 | 400 米 |
| 艇员编制 | 140 |
| 自持力 | 90 天 |
| 弹道导弹 | 16 枚"莱涅尔"（R-29RMU2.1）弹道导弹，3 级液体火箭发动机，射程 11 547 千米，命中精度 500 米，可携带 4 ~ 10 枚分导式核弹头，每个核弹头威力为 10 万吨 TNT 当量 |
| 雷达系统 | "窥探对"I/J 波段对海搜索雷达 |
| 反潜导弹 | 83R/84R（SS-N-15）反潜导弹，射程 45 千米，可携带 20 万吨 TNT 当量核装药战斗部或 40 型鱼雷 |
| 鱼雷 | 533 毫米鱼雷发射管 4 具，弹总计 18 枚 |

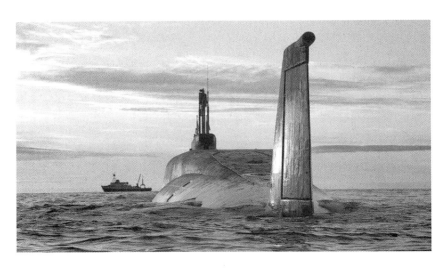

"北风之神"级战略核潜艇

## 战技指标

| | |
|---|---|
| 水上排水量 | 14 720 吨 |
| 水下排水量 | 24 000 吨 |
| 艇长 | 160 米 |
| 艇宽 | 13.5 米 |
| 平均吃水 | 9 米 |
| 反应堆型号 | OK-650B 型 |
| 反应堆功率 | 190 兆瓦 |
| 水上航速 | 15 节 |
| 水下航速 | 29 节 |
| 潜深 | 480 米 |
| 艇员编制 | 107 人 |
| 自持力 | 90 天 |
| 弹道导弹 | 16 枚"布拉瓦"弹道导弹，3 级固体火箭发动机，射程 9 300 千米，可携带 6～10 枚分导式核弹头，每个核弹头威力为 15 万吨 TNT 当量 |
| 鱼雷 | 6 具 533 毫米鱼雷发射管，可发射鱼雷和反潜导弹 |
| 识别特征 | 近似拉长水滴形的流线造型；潜艇表面铺设一层厚达 150 毫米的高效消声瓦 |

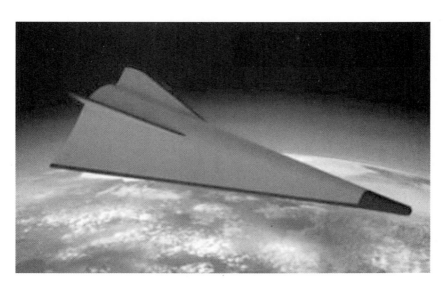

"先锋"高超声速导弹

## 战技指标

| | |
|---|---|
| 射程 | 约 10 000 千米 |
| 弹头长 | 约 6 米 |
| 弹径 | 约 2 米 |
| 弹头类型 | 核弹头或常规弹头 |
| 弹头威力 | 150～200 万吨 TNT 当量 |
| 发动机 | 两级液体火箭发动机 |
| 发射方式 | 地下井发射 |
| 飞行速度 | 20 马赫 |
| 服役时间 | 2019 年 12 月 27 日 |

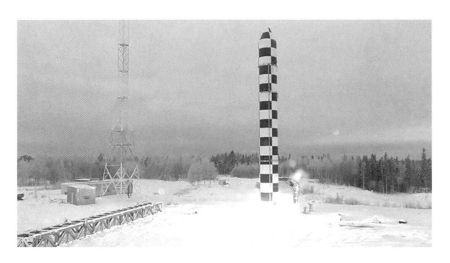

"萨尔玛特"洲际弹道导弹

## 战技指标

| | |
|---|---|
| 射程 | 18 000 千米 |
| 弹长 | 35.5 米 |
| 弹径 | 3 米 |
| 发射质量 | 208.1 吨 |
| 投掷质量 | 10 吨 |
| 弹头类型 | 分导多弹头或高超声速滑翔弹头 |
| 制导体制 | 惯性制导 +GLONASS+ 星光修正 |
| 发射方式 | 地下井发射 |

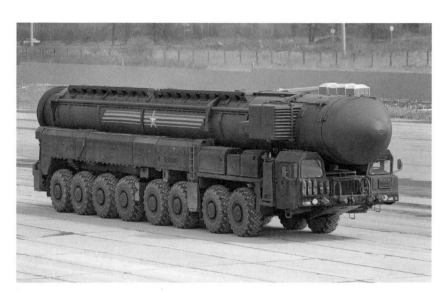

SS-27 Mod2 "亚尔斯"洲际弹道导弹

### 战技指标

| | |
|---|---|
| 射程 | 11 000 ~ 12 000 千米 |
| 命中精度 | 150 ~ 200 米 |
| 弹长 | 20.9 米 |
| 弹径 | 2 米（第一级） |
| 发射质量 | 49 吨 |
| 投掷质量 | 1.18 ~ 1.25 吨 |
| 弹头类型 | 分导多弹头 |
| 弹头威力 | （3 ~ 6）×（15 ~ 30）万吨 TNT 当量 |
| 制导体制 | 惯性制导 |
| 发动机 | 固体火箭发动机 |
| 发射方式 | 地下井发射或公路机动发射 |

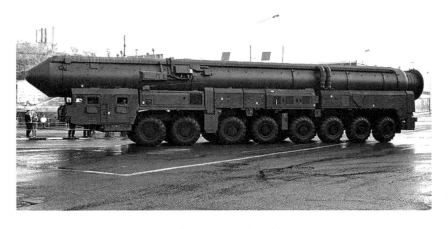

SS–27"白杨–M"洲际弹道导弹

## 战技指标

| | |
|---|---|
| 射程 | 10 500 千米 |
| 命中精度 | 350 米 |
| 弹长 | 22.7 米 |
| 弹径 | 1.86 米（第一级） |
| 发射质量 | 47.2 吨 |
| 投掷质量 | 1.2 吨 |
| 最大速度 | 22 马赫 |
| 弹头类型 | 抗核加固型单弹头 |
| 弹头威力 | 55 万吨 TNT 当量 |
| 制导体制 | 惯性制导 |
| 发动机 | 固体火箭发动机 |
| 发射方式 | 地下井发射或公路机动发射 |
| 服役时间 | 1997 年 |

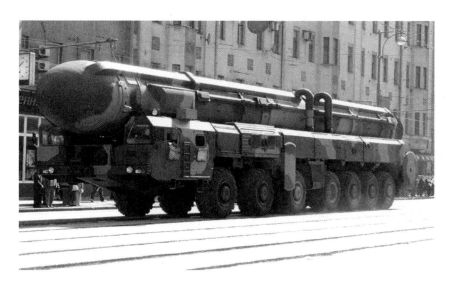

SS-25"白杨"洲际弹道导弹

## 战技指标

| | |
|---|---|
| 最大射程 | 9 976 千米 |
| 圆周精度 | 260 米 |
| 弹长 | 19 米 |
| 弹径 | 1.8 米 |
| 发射质量 | 35 吨 |
| 投掷质量 | 762 千克 |
| 最大速度 | 21 马赫 |
| 发射车长 | 22.5 米 |
| 发射车重 | 47 吨 |
| 制导体制 | 惯性制导 |
| 发动机 | 三级固体火箭发动机 |
| 发射方式 | 地下井发射或公路机动发射 |
| 服役时间 | 1985 年 |

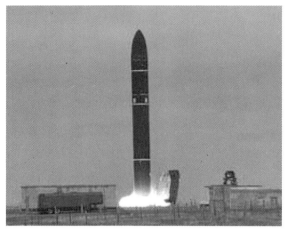

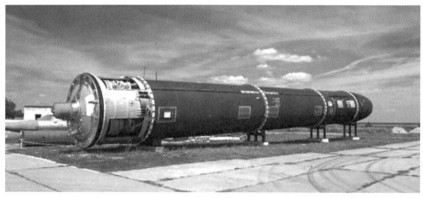

SS-18"撒旦"洲际弹道导弹

## 战技指标

| | |
|---|---|
| 最大射程 | 16 000 千米 |
| 圆周精度 | 260 米 |
| 全长 | 33 米 |
| 宽 | 3 米 |
| 发射质量 | 78 吨 |
| 弹头威力 | 2 000 万 ~ 2 500 万吨 TNT 当量 |
| 制导体制 | 惯性制导 |
| 发动机 | 二级液态火箭发动机 |
| 发射方式 | 地下井冷发射 |
| 分导式弹头 | 10 个 |

# 信 息 系 统

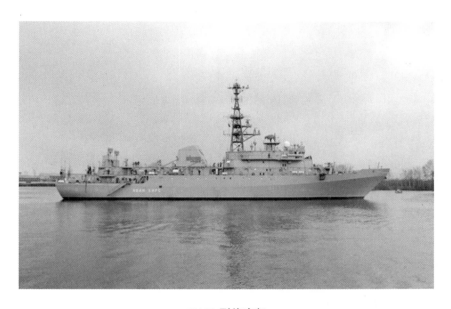

**18280 型侦察船**

## 战技指标

| | |
|---|---|
| 满载排水量 | 4 100 吨 |
| 船长 | 95 米 |
| 船宽 | 16 米 |
| 吃水 | 4 米 |
| 航速 | 20 节 |
| 续航力 | 8 000 海里 /16 节 |
| 人员编制 | 120 人 |
| 主机 | 2 台 11D42 30/38 型柴油机，总功率 3 700 千瓦，双轴推进 |

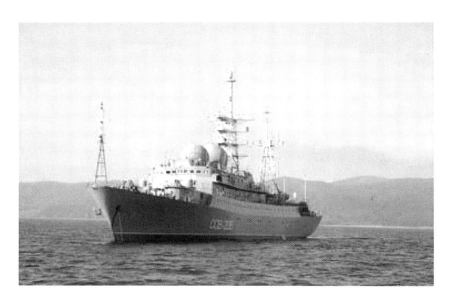

"维什尼亚"级侦察船

## 战技指标

| | |
|---|---|
| 满载排水量 | 3 526 吨 |
| 全长 | 94.4 米 |
| 全宽 | 14.6 米 |
| 吃水 | 4.5 米 |
| 航速 | 16 节 |
| 人员编制 | 146 人 |
| 续航力 | 7 000 海里 /14 节 |
| 主机 | 2 台苏尔寿 12AV25/30 型柴油机，总功率 3 240 千瓦；2 部辅助电动机，210 千瓦；双轴推进 |
| 武器装备 | 2 座 AK–630 舰炮；2 部 SA–N–8 舰对空导弹发射装置 |
| 雷达 | 2 台 Nayada 型，I 波段 |
| 声呐 | 可配备"小羊尾"变深声呐 |

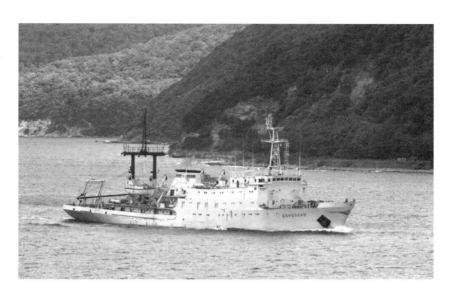

"南方"级电子侦察船

## 战技指标

| | |
|---|---|
| 满载排水量 | 2 540 吨 |
| 全长 | 82.5 米 |
| 全宽 | 13.5 米 |
| 吃水 | 4 米 |
| 航速 | 15 节 |
| 人员编制 | 66 人 |
| 续航力 | 9 000 海里 /12 节 |
| 自持力 | 40 天 |
| 主机 | 2 台 Cegielski–Sulzer12AB25/30 柴油机，总功率 3 200 千瓦，双轴推进 |
| 雷达 | MR–212/201Palm Frond 型或 MR–212/201–1Nayada 型，Ⅰ波段 |

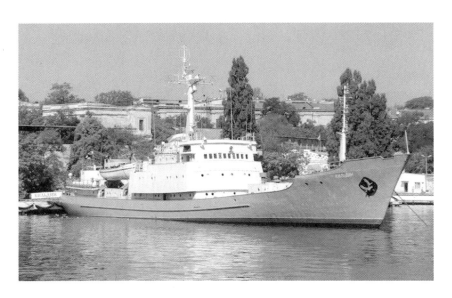

"莫马河"电子侦察船

## 战技指标

| | |
|---|---|
| 满载排水量 | 1 575 吨 |
| 全长 | 73.3 米 |
| 全宽 | 11.2 米 |
| 吃水 | 3.9 米 |
| 航速 | 17 节 |
| 人员编制 | 55 人 |
| 续航力 | 9 000 海里 /11 节 |
| 主机 | 2 台苏尔寿 6TD48 柴油机，总功率 2 420 千瓦，双轴推进 |
| 雷达 | Nayada 型、Don 2 型，I 波段 |

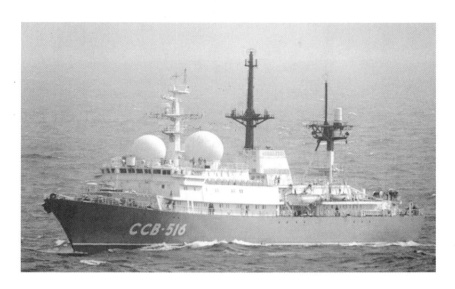

"巴尔扎姆"级电子侦察船

## 战技指标

| | |
|---|---|
| 满载排水量 | 4 572 吨 |
| 全长 | 105 米 |
| 全宽 | 15.5 米 |
| 吃水 | 5 米 |
| 航速 | 20 节 |
| 人员编制 | 200 人 |
| 续航力 | 7 000 海里 /16 节 |
| 主机 | 4 台柴油机,总功率 13 240 千瓦;双轴推进 |
| 武器装备 | 2 部 SA-N-5 舰对空导弹发射装置;AK-630 舰炮 |
| 雷达 | Nayada 型、Don 2 型,I 波段 |

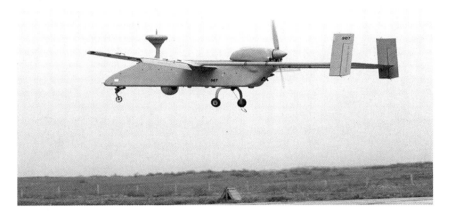

"前哨"无人机

## 战技指标

| | |
|---|---|
| 翼展 | 9.1 米 |
| 机长 | 6 米 |
| 机高 | 1.22 米 |
| 空重 | 325 千克 |
| 最大起飞质量 | 456 千克 |
| 有效载荷 | 45～100 千克 |
| 飞行速度 | 216 千米 / 小时 |
| 作战半径 | 170～400 千米 |
| 实用升限 | 5 797 米 |
| 最大升限 | 7 000 米 |
| 最大续航时间 | 18 小时 |

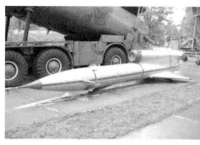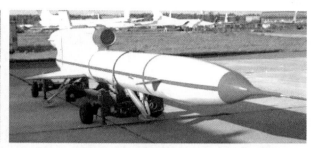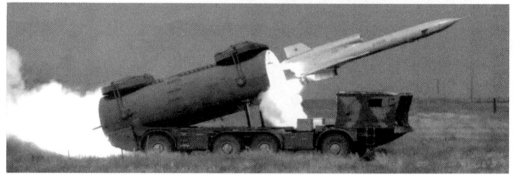

"图 -243"无人机

## 战技指标

| | |
|---|---|
| 翼展 | 2.24 米 |
| 机长 | 8.29 米 |
| 机高 | 1.567 米 |
| 最大起飞质量 | 1 600 千克 |
| 飞行速度 | 850 ~ 940 千米 / 小时 |
| 飞行高度 | 50 ~ 5 000 米 |
| 作战半径 | 179 千米 |
| 实用升限 | 5 000 米 |

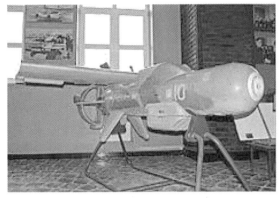
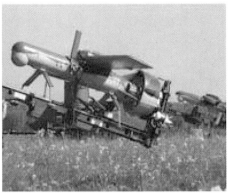
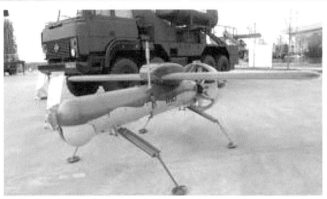

"蜜蜂 –1" 无人机

## 战技指标

| | |
|---|---|
| 机长 | 2.78 米 |
| 机高 | 1.1 米 |
| 翼展 | 3.25 米 |
| 最大发射质量 | 138 千克 |
| 最大平飞速度 | 180 千米 / 小时 |
| 巡航速度 | 120 千米 / 小时 |
| 使用高度 | 100 ~ 2 500 米 |
| 航程 | 600 千米（标准最大燃油质量） |
| 续航时间 | 3.5 小时（蜜蜂 –1K） |

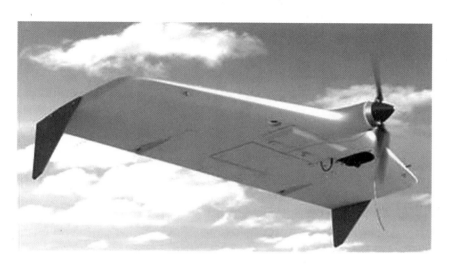

"扎拉 421–08M" 无人机

## 战技指标

| | |
|---|---|
| 机长 | 0.41 米 |
| 机高 | 0.07 米 |
| 翼展 | 0.8 米 |
| 空载质量 | 1.7 千克 |
| 最大有效载重 | 3.18 千克 |
| 最大起飞质量 | 1.9 千克 |
| 最大平飞速度 | 150 千米 / 小时 |
| 巡航速度 | 150 千米 / 小时 |
| 飞行高度 | 15 ~ 1 600 米 |
| 飞行半径 | 5 米 |
| 续航时间 | 1 小时（标准最大燃油质量） |

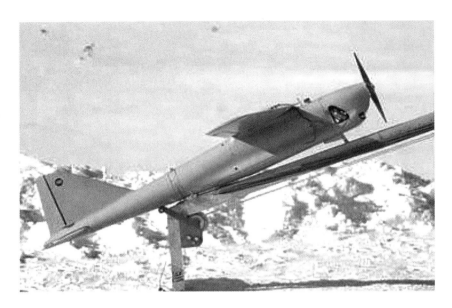

"海雕–10"无人机

## 战技指标

| | |
|---|---|
| 机长 | 1.8 米 |
| 翼展 | 3.1 米 |
| 任务载荷质量 | 5 千克 |
| 最大起飞质量 | 14 千克 |
| 最大平飞速度 | 150 千米 / 小时 |
| 巡航速度 | 90 千米 / 小时 |
| 实用升限 | 5 000 米 |
| 航程 | 600 千米（标准最大燃油质量） |
| 续航时间 | 16 小时（标准最大燃油质量） |

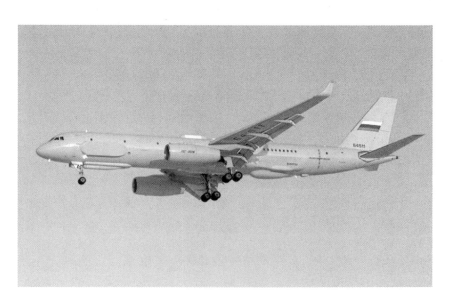

"图 –214" 侦察机

## 战技指标

| | |
|---|---|
| 机长 | 46.14 米 |
| 机高 | 13.87 米 |
| 翼展 | 41.8 米 |
| 最大载质量 | 25.2 吨 |
| 最大燃油质量 | 35.71 吨 |
| 最大起飞质量 | 110.75 吨 |
| 最大着陆质量 | 93 吨 |
| 典型巡航速度 | 810 ~ 850 千米 / 小时 |
| 典型巡航高度 | 10.1 ~ 12.1 千米 |
| 起飞场长 | 2 250 米 |
| 航程 | 4 340 千米 |

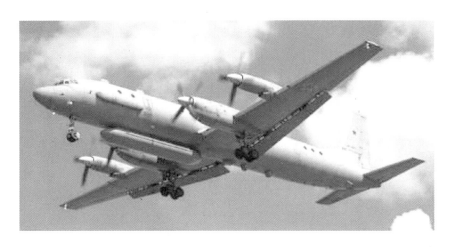

"伊尔－20"侦察机

## 战技指标

| | |
|---|---|
| 机长 | 35.9 米 |
| 机高 | 10.17 米 |
| 翼展 | 37.42 米 |
| 机翼面积 | 140 平方米 |
| 空重 | 36 吨 |
| 最大起飞质量 | 64 吨 |
| 乘员 | 8 ~ 12 人 |
| 最大速度 | 675 千米 / 小时 |
| 巡航速度 | 625 千米 / 小时 |
| 侦察高度 | 6 000 ~ 7 000 米 |
| 最大航程 | 6 500 千米 |
| 续航时间 | 12 小时 |
| 起飞滑跑距离 | 1 300 米 |
| 降落滑跑距离 | 850 米 |
| 识别特征 | 在腹部装有长 10.25 米、高 1.15 米的雷达罩；在前机身两侧各有 1 个长 4.4 米、厚 0.88 米的整流罩；4 台涡轮螺旋桨发动机 |

# 印 度 篇

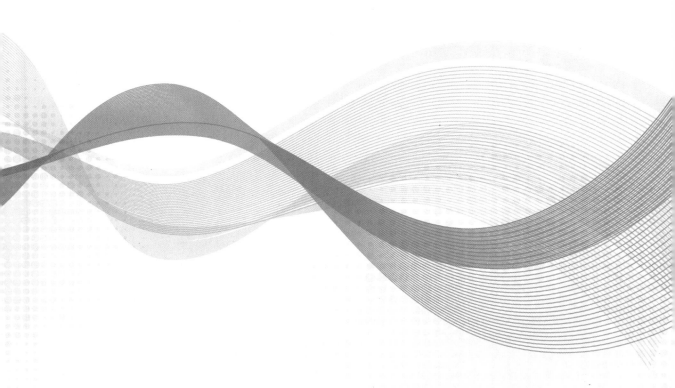

# 陆 上 装 备

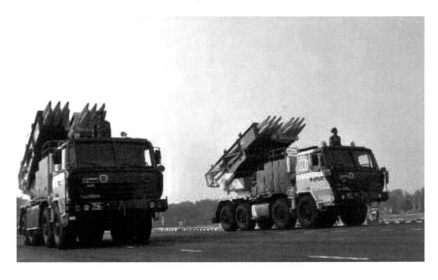

"皮纳卡 MK – I" 型 214 毫米火箭炮

## 战技指标

| | |
|---|---|
| 口径 | 214 毫米 |
| 管数 | 12 |
| 最大射程 | 38 千米 |
| 最小射程 | 10 千米 |
| 高低射界 | 0° ~ + 55° |
| 方向射界 | － 90° ~ + 90° |
| 射速 | 12 发 /44 秒 |
| 最大公路速度 | 80 千米 / 小时 |
| 最大行程 | 380 千米 |
| 火箭弹长 | 4.95 米 |
| 火箭弹重 | 276 千克 |
| 战斗部重 | 100 千克 |
| 乘员 | 5 人 |
| 识别特征 | 全封闭的 5 人驾驶舱位于车体前部；后部装有 2 个模块式发射箱，每箱装 6 枚火箭弹 |

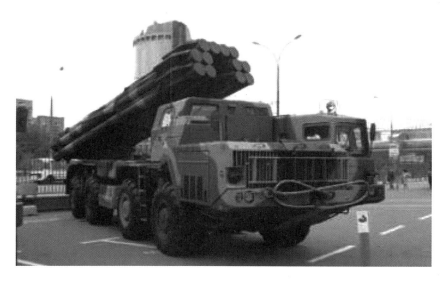

BM-9A52 式"旋风"12 管 300 毫米多管火箭炮

## 战技指标

| | |
|---|---|
| 口径 | 300 毫米 |
| 管数 | 12 |
| 最大射程 | 70 千米 |
| 最小射程 | 20 千米 |
| 射速 | 12 发 /38 秒 |
| 行军 / 战斗转换时间 | 3 分钟 |
| 高低射界 | 0°～ + 55° |
| 方向射界 | － 30°～ + 30° |
| 全长 | 12.1 米 |
| 行军状态宽 | 3.05 米 |
| 行军状态高 | 3.05 米 |
| 战斗全重 | 43.7 吨 |
| 最大公路速度 | 60 千米 / 小时 |
| 最大行程 | 650 千米 |
| 乘员 | 4 人 |
| 识别特征 | 定向器排列分为 3 部，最上一层 4 管，在第 1、4 管下方各有另外 4 管，且上层外侧管身下层内侧管对齐；定向器较长，管身有外 4 道金属带；采用轮式大型载车，8×8 布局 |

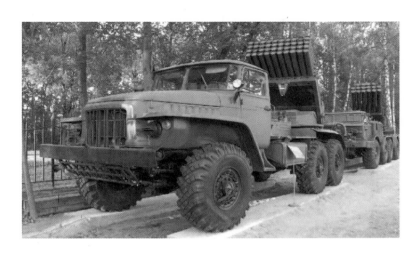

**BM–21 式 40 管 122 毫米火箭炮**

## 战技指标

| | |
|---|---|
| 口径 | 122 毫米 |
| 管数 | 40 |
| 身管长 | 3 米 |
| 最大射速 | 40 发 /20 秒 |
| 最大射程 | 20.38 千米 |
| 最小射程 | 0.5 千米 |
| 高低射界 | 0° ~ + 55° |
| 方向射界 | 左 102°，右 70° |
| 行军全重 | 10.87 吨 |
| 战斗全重 | 13.8 吨 |
| 行军 / 战斗转换时间 | 150 秒 |
| 战斗 / 行军转换时间 | 30 秒 |
| 全长 | 7.35 米 |
| 行军状态宽 | 2.4 米 |
| 行军状态高 | 3.09 米 |
| 最大行驶速度 | 75 千米 / 小时 |
| 最大行程 | 1 000 千米 |
| 乘员 | 6 人 |
| 识别特征 | 定向管 40 根，分 4 层排列，每层 10 根，使用 2 道金属带固定，下方有侧面为梯形的底托与基座连接；采用乌拉尔卡车底盘，3 对托轮 |

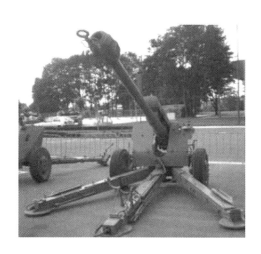

**D-30 式 122 毫米榴弹炮**

## 战技指标

| | |
|---|---|
| 口径 | 122 毫米 |
| 身管长 | 3.995 米 |
| 炮身长 | 4.663 米（带炮口制退器） |
| 最大初速 | 690 米 / 秒 |
| 最大射速 | 8 发 / 分钟 |
| 最大射程 | 15.3 千米（榴弹） |
| 高低射界 | － 7°～＋ 70° |
| 方向射界 | 360° |
| 行军全重 | 3.29 吨 |
| 战斗全重 | 3.15 吨 |
| 行军 / 战斗转换时间 | 1.5～2.5 分钟 |
| 最大行驶速度 | 60 千米 / 小时 |
| 弹药基数 | 80 发 |
| 炮班人数 | 7 人 |
| 识别特征 | 采用三脚式大架结构，一条与下架固定连接，另外两条铰接，行军时两条活动大架并向固定大架，固定大架上装有行军固定器，将身管端部固定，射击时呈 120° 夹角排列；炮口制退器为多室型，两侧开有多条窄缝，下端有牵引环，并可向右回转；炮身装有防盾，制退机和复进机并列位于身管上方，呈方形，前段呈弧形上翘 |

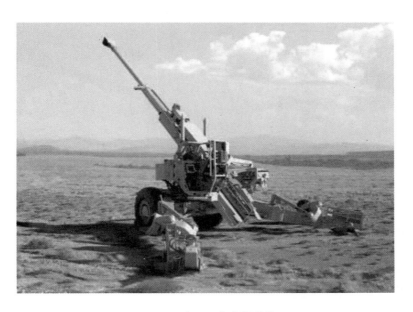

FH-77B 式 155 毫米榴弹炮

## 战技指标

| | |
|---|---|
| 口径 | 155 毫米 |
| 身管长 | 6.045 米 |
| 最大初速 | 827 米 / 秒 |
| 最大射程 | 24 千米（榴弹），30 千米（底排弹） |
| 最小射程 | 2.5 千米 |
| 最大射速 | 10 发 / 分钟 |
| 高低射界 | － 3°～＋ 70° |
| 方向射界 | 60° |
| 行军全重 | 12 吨 |
| 行军状态长 | 11.6 米 |
| 行军状态宽 | 2.65 米 |
| 行军状态高 | 2.82 米 |
| 最大行驶速度 | 70 千米 / 小时 |
| 炮班人数 | 6 人 |

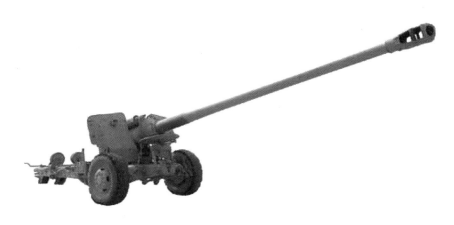

**M-46 式 130 毫米榴弹炮**

## 战技指标

| | |
|---|---|
| 口径 | 130 毫米 |
| 身管长 | 7.6 米 |
| 最大初速 | 930 米 / 秒 |
| 最大射程 | 27.15 千米 |
| 最小射程 | 1.1 千米 |
| 最大射速 | 6 发 / 分钟 |
| 高低射界 | － 2.5° ~ ＋ 45° |
| 方向射界 | 50° |
| 行军状态长 | 11.73 米 |
| 行军状态宽 | 2.45 米 |
| 行军状态高 | 2.55 米 |
| 行军全重 | 8.45 吨 |
| 战斗全重 | 7.7 吨 |
| 最大行驶速度 | 60 千米 / 小时 |
| 炮班人数 | 9 人 |
| 识别特征 | 采用多室制退器，两侧在方形区域内开有多个小孔；反后座筒安装位置靠后，位于防盾内侧，身管上方；防盾较小，上方和下方由钢架和炮身相连并固定；大架为箱形，并各有千斤顶 |

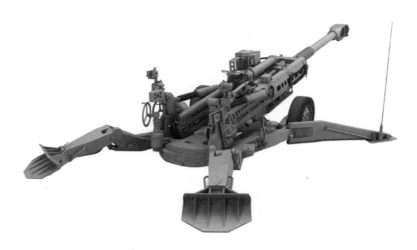

**M777A2 式 155 毫米超轻型牵引榴弹炮**

## 战技指标

| | |
|---|---|
| 口径 | 155 毫米 |
| 最大射程 | 24 千米（普通榴弹），火箭增程弹 30 千米，"神剑"精确制导炮弹 40 千米，远程高速弹 50 千米 |
| 行军状态长 | 10.584 米 |
| 行军状态宽 | 2.589 米 |
| 行军状态高 | 2.336 米 |
| 高低射界 | − 5° ~ + 70° |
| 方向射界 | − 22.5° ~ + 22.5° |
| 最大射速 | 5 发 / 分钟 |
| 持续射速 | 2 发 / 分钟 |
| 圆概率误差 | 小于或等于 10 米 |
| 炮口初速 | 827 米 / 秒 |
| 战斗全重 | 4 128 千克 |
| 行军 / 战斗转换时间 | 2 ~ 3 分钟 |
| 战斗 / 行军转换时间 | 1 ~ 2 分钟 |
| 最大牵引速度 | 88 千米 / 小时（公路），50 千米 / 小时（越野） |
| 炮班人数 | 5 ~ 7 人 |

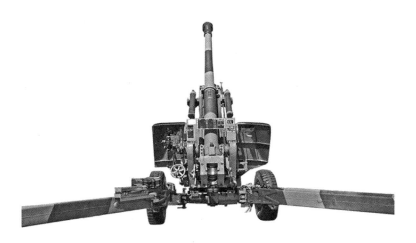

MK2 式 105 毫米轻型榴弹炮

## 战技指标

口径　　　　　105 毫米

身管长　　　　3.89 米

最大射程　　　17.2 千米（榴弹）

最大射速　　　6 发 / 分钟

持续射速　　　1 ~ 2 发 / 分钟

高低射界　　　－ 5° ~ ＋ 73°

方向射界　　　－ 5° ~ ＋ 5°（在炮架上），360°（在底盘上）

行军状态长　　5.054 米

行军状态宽　　1.82 米

全炮高　　　　1.494 米

战斗全重　　　2.275 吨

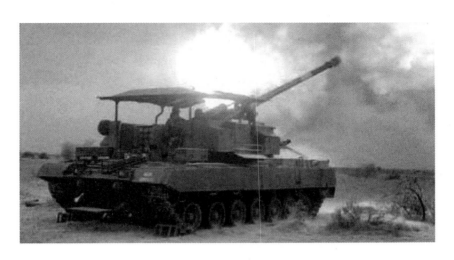

"石弩" 130 毫米自行榴弹炮

## 战技指标

| | |
|---|---|
| 口径 | 130 毫米 |
| 身管长 | 7.6 米 |
| 初速 | 930 米 / 秒 |
| 最大射程 | 27.15 千米 |
| 直射距离 | 1.1 千米 |
| 最大射速 | 6 发 / 分钟 |
| 高低射界 | − 2.5° ~ + 45° |
| 方向射界 | 50° |
| 行军状态长 | 11.73 米 |
| 战斗全重 | 8.45 吨 |
| 炮班人数 | 9 人 |

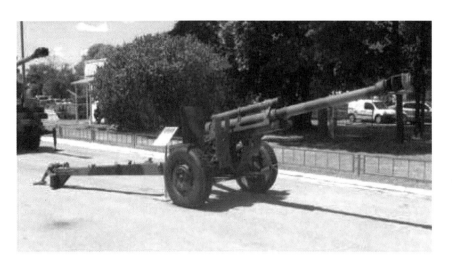

**M56 式 105 毫米榴弹炮**

## 战技指标

| | |
|---|---|
| 口径 | 105 毫米 |
| 身管长 | 3.48 米 |
| 最大射速 | 16 发 / 分钟 |
| 最大射程 | 13 千米 |
| 高低射界 | － 12°～＋ 68° |
| 方向射界 | 52° |
| 行军状态长 | 6.17 米 |
| 行军状态宽 | 2.15 米 |
| 行军状态高 | 1.56 米 |
| 战斗全重 | 2.06 吨 |
| 炮班人数 | 7 人 |

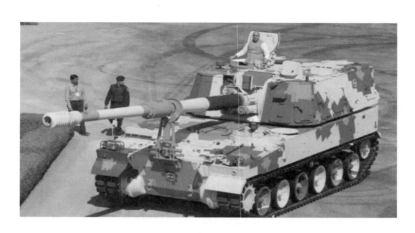

K-9 "雷鸣" 自行榴弹炮

## 战技指标

| | |
|---|---|
| 口径 | 155 毫米 |
| 身管长 | 52 倍口径 |
| 最大射速 | 6 发 / 分钟 |
| 最大初速 | 924 米 / 秒 |
| 最大射程 | 40 千米 |
| 战斗全重 | 46.3 吨 |
| 最大射程 | 18 千米（榴弹），30 千米（火箭增程弹），40 千米（底排弹） |
| 高低射界 | － 2.5° ~ ＋ 70° |
| 方向射界 | 360° |
| 车全长 | 12 米 |
| 车宽 | 3.4 米 |
| 车高 | 2.73 米 |
| 战斗全重 | 46.3 吨 |
| 成员人数 | 5 人 |
| 最大公路速度 | 65 千米 / 小时 |
| 最大越野速度 | 39 千米 / 小时 |
| 最大公路行程 | 500 千米 |
| 最大越野行程 | 320 千米 |
| 涉水深 | 1.5 米 |
| 侧倾度 | 17° |
| 过垂直墙高 | 0.75 米 |
| 越壕宽 | 2.8 米 |

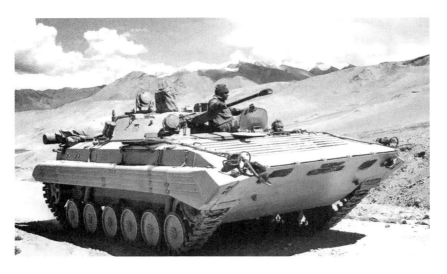

BMP-2 步战车

## 战技指标

| | |
|---|---|
| 全长 | 6.74 米 |
| 全宽 | 2.94 米 |
| 全高 | 2.07 米 |
| 质量 | 14.3 吨 |
| 最大速度 | 65 千米 / 小时 |
| 最大行程 | 500 千米 |
| 乘载员 | 10 人（4+6） |
| 武器装备 | 1 门 30 毫米机关炮，弹药基数 500 发；1 个反坦克导弹发射管，配有 4 枚红外制导的"拱肩"反坦克导弹；1 挺 7.62 毫米机枪，弹药基数 2 000 发；3 台烟幕弹发射器 |
| 直射距离 | 1 000 米 |
| 弹种 | 曳光榴弹、曳光穿甲弹 |
| 初速 | 1 000 米 / 秒 |
| 最大射速 | 550 发 / 分钟 |
| 动力装置 | 1 台水冷柴油发动机，功率 294 千瓦 |

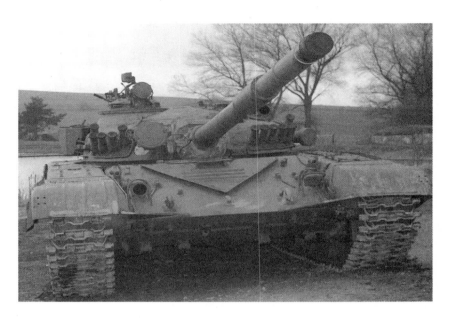

T–72M 主战坦克

## 战技指标

| | |
|---|---|
| 战斗全重 | 41 吨 |
| 全长 | 6.41 米 |
| 全宽 | 3.52 米 |
| 全高 | 2.19 米 |
| 涉水深 | 1.2 米 |
| 爬坡度 | 60° |
| 车体最大侧倾 | 40° |
| 最大速度 | 60 千米 / 小时 |
| 越野速度 | 45 千米 / 小时 |
| 最大行程 | 460 千米 |
| 乘员 | 4 人 |
| 武器装备 | 1 门 125 毫米滑膛炮，1 挺 7.62 毫米机枪，1 挺 12.7 毫米机枪 |
| 最大射速 | 4 发 / 分钟 |
| 弹药种类 | 穿甲弹、破甲弹、榴弹和碎甲弹 |
| 动力系统 | 1 台 B46 水冷式 4 行程 12 气缸柴油发动机，最大输出功率 780 马力 |

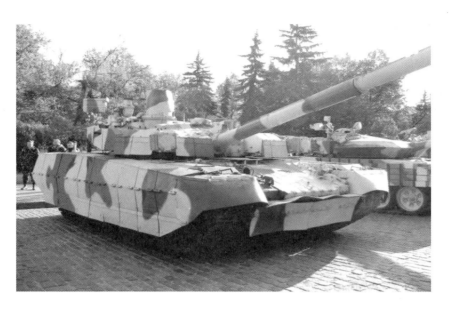

T-90S 坦克

## 战技指标

| | |
|---|---|
| 战斗全重 | 46.5 吨 |
| 车体长 | 6.86 米 |
| 全长 | 9.53 米 |
| 全宽 | 3.37 米 |
| 全高 | 2.23 米 |
| 最大速度 | 65 千米 / 小时 |
| 最大行程 | 650 千米 |
| 乘员 | 3 人 |
| 武器装备 | 1 门 2A46M 型 125 毫米滑膛炮,弹药基数 43 发;1 挺 12.7 毫米机枪,弹药基数 300 发;7.62 毫米并列机枪;16 具烟雾发射器 |
| 动力系统 | 1 台 1 000 马力 V-92S2 型多燃料柴油发动机 |

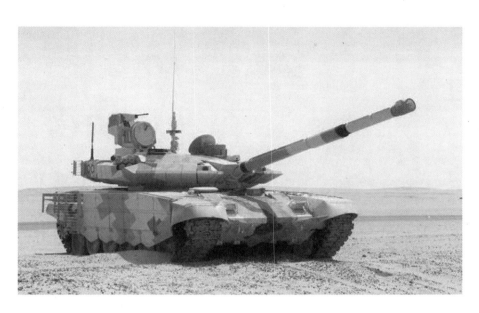

T-90MS 坦克

## 战技指标

| | |
|---|---|
| 质量 | 48 吨 |
| 全长 | 9 米 |
| 全宽 | 3.7 米 |
| 全高 | 2.2 米 |
| 最大速度 | 60 千米 / 小时 |
| 最大行程 | 550 千米 |
| 乘员 | 3 人 |
| 武器装备 | 2A46M-5 型 125 毫米滑膛炮，弹药基数 40 发；1 挺 12.7 毫米共轴机枪，1 挺 7.62 毫米机枪；12 具烟雾发射器 |
| 动力系统 | 1 台 1 130 马力 V-92S2F 型柴油机 |

# 海上装备

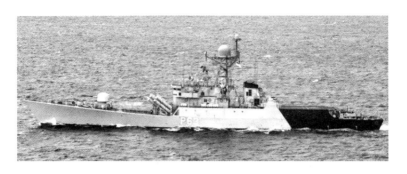

"库克里"级轻护舰

## 战技指标

| | |
|---|---|
| 满载排水量 | 1 483 吨 |
| 全长 | 91.1 米 |
| 全宽 | 10.5 米 |
| 吃水 | 4.5 米 |
| 航速 | 26 节 |
| 舰员编制 | 134 人（军官 14 名） |
| 续航力 | 4 000 海里 /16 节 |
| 武器装备 | 反舰导弹：4 座四联装 SS-N-25 导弹发射装置，主动雷达寻的，射程 130 千米，速度 0.9 马赫，弹头重 149 千克，掠海飞行；2 座 AK-630 舰炮。 |
| | 防空导弹：2 部 SA-N-5 导弹发射装置，手动瞄准，红外寻的，射程 6 千米，飞行速度 1.5 马赫，射高 2.5 千米，战斗部重 1.5 千克。 |
| | 舰炮：1 座 AK176 型 76 毫米 60 倍口径舰炮（P61），射速 120 发 / 分钟，射程 15 千米，弹重 5.9 千克；1 部 "奥托·梅莱拉" 76 毫米舰炮 |
| 识别特征 | 舰体上层建筑位于舰体后半部，宽及两舷，岛式建筑 1 座，桅杆后是烟囱，桅杆顶部有明显的球形天线；前甲板右后向前，依次为两座双联筒式反舰导弹发射器和 1 座 76 毫米单管舰炮 |

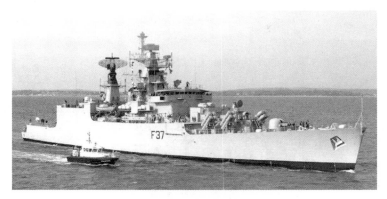

"布拉马普特拉"级护卫舰

## 战技指标

| | |
|---|---|
| 满载排水量 | 4 521 吨 |
| 全长 | 126.4 米 |
| 全宽 | 14.5 米 |
| 吃水 | 4.5 米 |
| 航速 | 27 节 |
| 舰员编制 | 351 人（军官 31 人） |
| 续航力 | 4 500 海里 /12 节 |
| 动力系统 | 2 台锅炉，压力 3.79 兆帕，温度 450 ℃，功率 22.4 兆瓦，双轴 |
| 武器装备 | 反舰导弹：16 枚 SS–N–25 反舰导弹，主动雷达制导，射程 130 千米，飞行速度 0.9 马赫，战斗部重 145 千克，末端掠海飞行。<br>防空导弹：1 座"巴拉克"–1 防空导弹垂发系统，射程 10 千米，飞行速度 2 马赫，战斗部重 22 千克。<br>舰炮：4 座 AK630 型 65 倍口径 33 毫米 6 管舰炮，射速 3 000 发 / 分钟，射程 2 千米；"奥托·梅莱拉"62 倍口径 76 毫米舰炮，射速 85 发 / 分钟，射程 16 千米，弹重 6 千克。<br>鱼雷：2 座三联装 324 毫米 ILAS3 鱼雷发射管，白头公司的 A244S 反潜鱼雷，主 / 被动寻的，航速 33 节，射程 7 千米，弹头重 34 千克 |
| 声呐 | 1 部 APSOH 舰壳声呐，主动全景搜索与攻击，中频；泰利斯公司拖曳阵列声呐 |

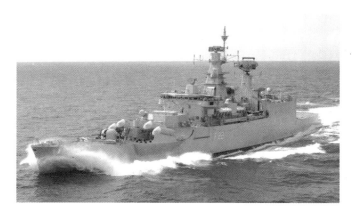

"戈达瓦里"级护卫舰

## 战技指标

| | |
|---|---|
| 满载排水量 | 4 277 吨 |
| 全长 | 126.4 米 |
| 全宽 | 14.5 米 |
| 吃水 | 4.5 米 |
| 航速 | 27 节 |
| 舰员编制 | 313 人（军官 40 人） |
| 续航力 | 4 500 海里 /12 节 |
| 动力系统 | 2 台巴布科克·威尔克斯公司的锅炉，压力 3.79 兆帕，温度 450 ℃，功率 22.4 兆瓦，双轴 |
| 武器装备 | 反舰导弹：4 座 SS–N–2D"冥河"反舰导弹，主动雷达或红外寻的，射程 83 千米，飞行速度 0.9 马赫，战斗部重 513 千克，末端掠海飞行。 |
| | 防空导弹：1 座"巴拉克 –1"防空导弹垂直发射装置，射程 10 千米，飞行速度 2 马赫，战斗部重 22 千克。 |
| | 舰炮：4 座双联装 AK230 型 65 倍口径 30 毫米舰炮，射速 500 发 / 分钟，射程 5 千米，弹重 0.54 千克；1 座"奥托·梅莱拉"62 倍口径 76 毫米舰炮，射速 120 发 / 分钟，射程 16 千米，弹重 6 千克。 |
| | 鱼雷：2 座三联装 324 毫米 ILAS3 鱼雷发射管，白头公司的 A244S 反潜鱼雷，主 / 被动寻的，航速 33 节，射程 7 千米，弹头重 34 千克 |
| 识别特征 | 舰体上层建筑与舰体同宽，机库两侧为舰体两舷；塔桅为俄式风格，前塔桅较粗，后塔桅较低，顶置弧形雷达天线；前甲板为双 57 毫米舰炮，艏楼前端两侧各有 1 座双联反舰导弹发射筒，倾斜配置；后甲板为直升机平台，没有配备武器 |

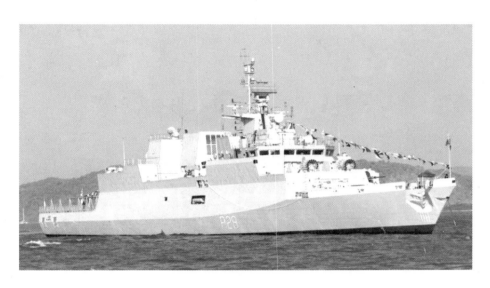

"卡莫尔塔"级护卫舰

## 战技指标

| | |
|---|---|
| 满载排水量 | 3 150 吨 |
| 全长 | 109.2 米 |
| 全宽 | 12.8 米 |
| 吃水 | 3.72 米 |
| 航速 | 25 节 |
| 舰员编制 | 123 人 |
| 续航力 | 4 000 海里 /12 节 |
| 动力系统 | 柴柴联合动力装置：4 部皮尔斯蒂克 12PA6STC 柴油机，总功率 16.2 兆瓦，双轴，可调距螺旋桨 |
| 武器装备 | 防空导弹：1 部指令 / 光学引导的 16 单元"巴拉克 –1"垂发射装置，射程 10 千米，飞行速度 2 马赫，战斗部重 22 千克。舰炮：2 部 AK630 型 30 毫米 6 管舰炮，射速 3 000 发 / 分钟，射程 2 千米；1 座"奥托·梅莱拉"76 毫米速射炮，射速 120 发 / 分钟，射程 16 千米，弹重 6 千克；2 部 12 联装 RBU6000 发射管，射程 6 千米，弹头重 31 千克。鱼雷：2 部三联装 324 毫米或 533 毫米 ILAS 鱼雷发射装置，MU–90 轻型鱼雷 |
| 声呐 | 舰壳声呐，主 / 被动拖曳阵声呐 |
| 服役时间 | 2014 年 8 月 23 日 |

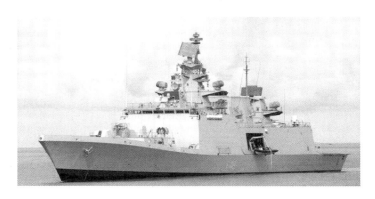

"什瓦利克"级护卫舰

## 战技指标

| | |
|---|---|
| 满载排水量 | 5 300 吨 |
| 全长 | 143 米 |
| 全宽 | 16.9 米 |
| 吃水 | 5.3 米 |
| 航速 | 30 节 |
| 舰员编制 | 257 人（军官 35 名） |
| 续航力 | 4 500 海里（18 节），1 600 海里（30 节） |
| 动力系统 | 柴燃交替动力装置；2 台通用电气公司 LM2500 燃气轮机，总功率 32.8 兆瓦；2 台 SEMT– 皮尔斯蒂克 PA6STC 型柴油机，总功率 11.3 兆瓦；2 部可调距螺旋桨 |
| 武器装备 | 导弹：8 单元 SS–N–27 "俱乐部" 3K–54–TE 型反舰导弹，主动雷达寻的，射程 180 千米 /0.7 马赫，末段攻击速度 2.5 马赫，战斗部重 450 千克；SA–N–7 "牛虻" 单发发射装置，指令 / 半主动式雷达 / 红外寻的，射程 25 千米 /3 马赫，战斗部重 70 千克，备有 24 枚 9M38M1 型导弹；<br><br>1 座 8 联装 "巴拉克 –1" 防空导弹垂直发射装置，视距雷达或光学制导，射程 10 千米，飞行速度 2 马赫，战斗部重 22 千克。<br><br>舰炮：1 座 "奥托·梅莱拉" 62 倍口径 76 毫米速射炮，射速 120 发 / 分钟，射程 16 千米，弹重 6 千克。<br>鱼雷：2 部三联装 324 毫米 ILAS–3 型鱼雷发射装置。<br>反潜导弹：2 座 12 管 RBU–6000 型 A/S 火箭深弹发射装置，最大射程 6 千米，战斗部重 31 千克 |
| 识别特征 | 封闭式舰尾；舰载小艇隐藏于舰体中段舱门内；采用隐身性塔式桅杆与烟囱结构 |

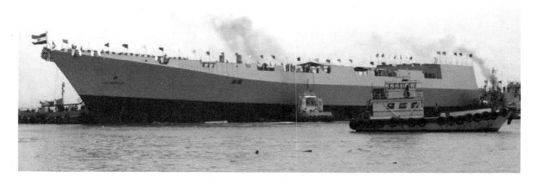

"维沙卡帕特南"级驱逐舰

## 战技指标

| | |
|---|---|
| 满载排水量 | 7 400 吨 |
| 全长 | 163 米 |
| 全宽 | 17.4 米 |
| 吃水 | 6.5 米 |
| 航速 | 32 节 |
| 舰员编制 | 300 人（军官 40 名） |
| 续航力 | 4 500 海里（18 节） |
| 动力系统 | 4 台曙光生产联合体 M–36E 燃气轮机；4 台 DT–59 辅机；双轴推进，可调距螺旋桨 |
| 武器装备 | 导弹：2 座 8 联装垂直发射装置，配备 16 枚"布拉莫斯"巡航导弹，射程 292 千米 /2.5 马赫；2 座 16 单元垂直发射装置，配装 32 枚"巴拉克 –8"防空导弹，射程 70 千米。 舰炮：1 座"奥托·梅莱拉"64 倍口径 127 毫米隐身舰炮，射速 120 发 / 分钟，射程 16 千米，弹重 6 千克；4 座 AK630 型 6 管 30 毫米近防炮，射速 3 000 发 / 分钟，射程 2 千米。 鱼雷：2 部双联装 533 毫米鱼雷发射装置，可发射 SET65E 型和 53–65 型反潜鱼雷。 反潜导弹：2 座 6 管 RBU–6000 旋转式反潜火箭发射装置，射程 6 千米，战斗部重 31 千克 |
| 声呐 | 1 部 BELHUMSA-NG 舰壳声呐，1 部"纳金"被动拖曳阵声呐 |

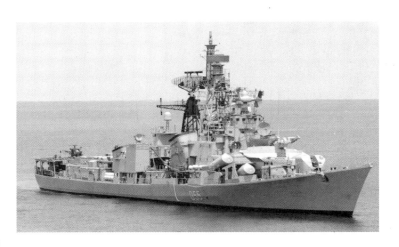

"拉吉普特"级驱逐舰

## 战技指标

| | |
|---|---|
| 满载排水量 | 5 054 吨 |
| 全长 | 146.5 米 |
| 全宽 | 15.8 米 |
| 吃水 | 4.8 米 |
| 航速 | 35 节 |
| 舰员编制 | 320 人（军官 35 名） |
| 续航力 | 4 500 海里（18 节） |
| 动力系统 | 4 台乌克兰燃气轮机，总功率 53 兆瓦，双轴 |
| 武器装备 | 导弹：双联或四联装 SS-N-2DMod2 型反舰导弹，射程 83 千米 /0.9 马赫，掠海飞行；四单元或八单元"布拉莫斯"超声速反舰导弹发射装置，主 / 被动雷达寻的，射程 290 千米 /2.6 马赫，战斗部重 200 千克，末段掠海飞行；2 座或 1 座 SA-N-1"果阿"防空导弹发射装置，射程 31 千米，飞行速度 2 马赫，最大作战高度 22.5 千米，备弹 44 枚；2 座 8 联装"巴拉克 -1"垂直发射装置，视距雷达 / 光学制导，射程 10 千米 /2 马赫，战斗部重 22 千克。<br>舰炮：1 座 AK-726 式 59 倍口径 76 毫米双联装舰炮，射速 90 发 / 分钟，射程 16 千米，弹重 5.9 千克。<br>鱼雷：1 具五联装 533 毫米鱼雷发射管，发射 SET-65E 反潜鱼雷，主 / 被动制导，航程 15 千米 /40 节，战斗部重 205 千克。<br>反潜导弹：2 座 12 管 RBU-6000 旋转式反潜火箭发射装置，射程 6 千米，战斗部重 31 千克 |

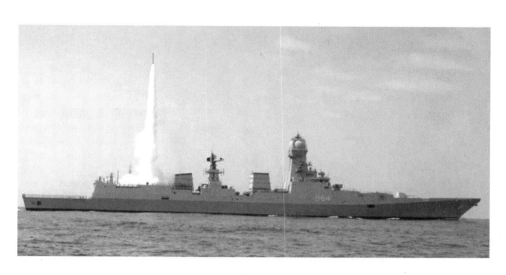

"加尔各答"级驱逐舰

## 战技指标

| | |
|---|---|
| 标准排水量 | 6 800 吨 |
| 满载排水量 | 7 500 吨 |
| 舰长 | 163 米 |
| 舷宽 | 17.4 米 |
| 吃水 | 6.5 米 |
| 航速 | 32 节 |
| 续航力 | 4 500 海里（18 节） |
| 乘员 | 250 人 |
| 动力 | 全燃联合动力，4 台 DT-59 燃气轮机，功率 61.7 兆瓦，双轴双舵 |
| 导弹 | 16 枚"布拉莫斯"反舰导弹（PJ-10），射程 290 千米；32 单元垂发装置，可发射"巴拉克-8"防空导弹，射程 70 千米 |
| 雷达 | 巴拉特公司的 RAWL-02 MK3 型对空搜索雷达 |
| 声呐 | HUMSA 舰首声呐 |
| 下水时间 | 2015 年 4 月 |

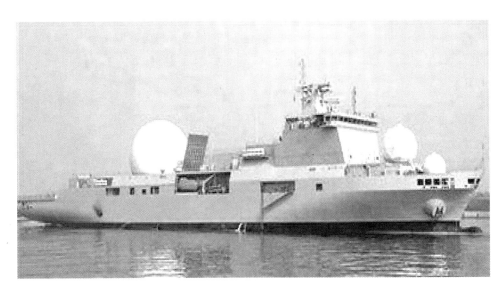

"北极星"号导弹监测船

## 战技指标

| | |
|---|---|
| 设计排水量 | 14 700 吨 |
| 全长 | 175.77 米 |
| 全宽 | 22.7 米 |
| 吃水 | 6.45 米 |
| 最大航速 | 21 节 |
| 最大航速 | 14 节 |
| 雷达 | 采用双波段相控阵雷达，其中 S 波段雷达主要用于自主搜索、截获与跟踪目标，X 波段雷达负责提供目标宽带等数据 |
| 乘员 | 300 人 |
| 动力 | 2 台 9 000 千瓦柴油机，直径 4.5 米可调距螺旋桨；1 个 1 000 千瓦船首推进器 |
| 服役时间 | 2020 年 10 月 31 日 |

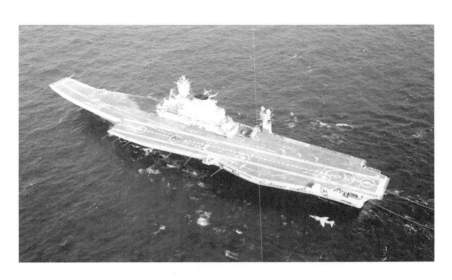

"维克拉玛蒂亚"号航空母舰

## 战技指标

| | |
|---|---|
| 满载排水量 | 46 129 吨 |
| 全长 | 283 米 |
| 全宽 | 51 米 |
| 吃水 | 10.2 米 |
| 航速 | 29 节 |
| 舰员编制 | 1 326 人 |
| 续航力 | 13 800 海里（18 节） |
| 动力装置 | 8 台 KWG4 锅炉，4 台 GTZA674 型汽轮机，功率 200 兆瓦 |
| 导弹 | 3 座 8 联装单元，用于发射"巴拉克-1"防空导弹 |
| 舰炮 | 4 座 AK-630 式 30 毫米舰炮 |
| 雷达 | 1 部"平网屏"对空搜索雷达，E/F 波段；1 部"顶板"对空/对海搜索雷达，E/F 波段；2 部"撑曲对"对海搜索雷达；EL/M-2221 火控雷达 |
| 声呐 | MG355 型舰壳声呐，主动搜索，中频 |
| 飞机升降机 | 1 部 19.2 米 ×10.3 米，提升能力 30 吨；1 部 18.5 米 ×4.7 米，提升能力 20 吨 |
| 固定翼飞机 | 12 架米格-29K 战斗机 |
| 直升机 | 6 架，卡-27/28/31 型直升机 |
| 服役时间 | 1987 年 12 月 11 日 |

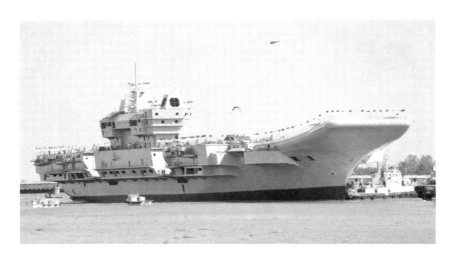

"维克兰特"号航空母舰

## 战技指标

| | |
|---|---|
| 满载排水量 | 40 642 吨 |
| 全长 | 262.5 米 |
| 全宽 | 62 米 |
| 吃水 | 8.4 米 |
| 航速 | 28 节 |
| 舰员编制 | 1 400 人（160 名军官） |
| 续航力 | 7 500 海里（18 节） |
| 动力装置 | 4 台 LM-2500 燃气轮机，80 兆瓦，双轴推进 |
| 导弹 | "巴拉克-8"或增程型防空导弹 |
| 舰炮 | 近程防空系统，76 毫米舰炮 |
| 固定翼飞机 | 20 架米格-29K 战斗机 |
| 直升机 | 10 架，卡-31 警戒直升机和先进轻型直升机 |
| 服役时间 | 2022 年 9 月 2 日 |

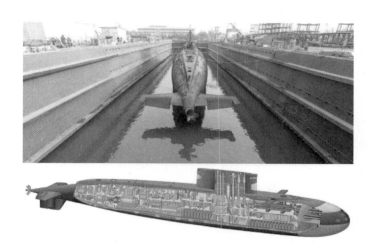

"辛杜科什"级潜艇

## 战技指标

| | |
|---|---|
| 排水量 | 2 362 吨（水面）/3 125 吨（水下） |
| 主尺度 | 72.6 米 ×9.9 米 ×6.6 米 |
| 航速 | 10 节（水面）/17 节（水下） |
| 续航力 | 6 000 海里（水面 7 节），400 海里（水下 3 节） |
| 下潜深度 | 240 米 |
| 动力装置 | 柴电动力，2 台 Model4–2DL–42 型柴油机，2.68 兆瓦；2 台发电机；1 台电机，4.34 兆瓦；单轴；2 台 MT–168 辅助电机，150 千瓦；1 台经济转速电机，95 千瓦 |
| 艇员编制 | 52 人（军官 13 名） |
| 武器装备 | SA–N–27 反舰导弹，主动雷达寻的，巡航速度 0.8 马赫和攻击速度 2.9 马赫时射程 220 千米，战斗部重 400 千克；SA–N–30 对陆打击导弹，地形跟踪 / 卫星制导，巡航速度 0.7 马赫时射程 300 千米，战斗部重 450 千克；SA–N–8 舰空导弹，红外制导，射程 6 千米；6 具 533 毫米鱼雷发射管，发射两型鱼雷：53–65 型鱼雷，被动尾迹寻的，航速 45 节时射程 19 千米，战斗部重 305 千克；TEST71/96 型反潜鱼雷，主 / 被动寻的，航速 40 节/25 节时射程 15 千米 /20 千米；战斗部重 220 千克。雷弹总携带量 18 枚，线导式占用 2 具发射管；最多可搭载 24 枚 DM–1 水雷 |
| 声呐 | "鲨鱼齿 / 鲨鱼皮"MGK–400 中频舷侧声呐，主 / 被动搜索；"鼠叫"MGK–519 主动搜索高频舷侧声呐 |

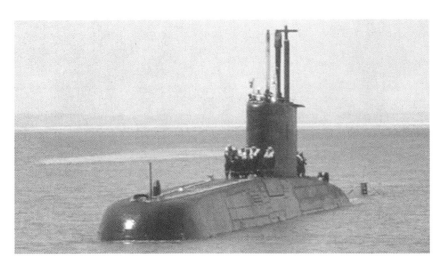

"西舒玛"级潜艇

## 战技指标

| | |
|---|---|
| 水面排水量 | 1 450 吨 |
| 水下排水量 | 1 850 吨 |
| 全长 | 64.4 米 |
| 全宽 | 6.5 米 |
| 吃水 | 6 米 |
| 航速 | 11 节（水面）/22 节（水下） |
| 续航力 | 8 000 海里 /8 节 |
| 动力系统 | 4 台柴油机，2 400 马力；1 台推进电机，4 600 马力 |
| 潜深 | 260 米 |
| 艇员 | 40 人 |
| 武器装备 | 8 具 533 毫米鱼雷发射管，可配备 14 枚 AEG–SUT 线导主 /被动鱼雷，也可发射潜射反舰导弹或 24 枚水雷 |
| 雷达 | 汤姆森 CSF I 波段水面搜索雷达 |
| 声呐 | 1 部克虏伯 CSU 83 中频声呐，主 / 被动搜索与攻击；1 部汤姆森 DUUX–5 被动搜索和截击声呐 |

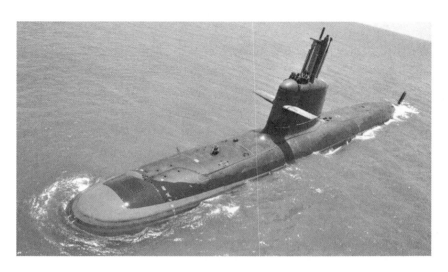

"虎鲨"级常规潜艇

## 战技指标

| | |
|---|---|
| 水面排水量 | 1 615 吨 |
| 水下排水量 | 1 775 吨 |
| 全长 | 67.5 米 |
| 全宽 | 6.2 米 |
| 全高 | 12.3 米 |
| 吃水 | 5.8 米 |
| 航速 | 11 节（水面）/20 节（水下） |
| 续航力 | 6 500 海里 /8 节（水面） |
| 动力系统 | 4 台德国 MTU 公司 MTU12V396SE84 型柴油机，1 台永磁推进电机 |
| 潜深 | 350 米 |
| 艇员 | 43 人 |
| 武器装备 | 6 具 533 毫米鱼雷发射管，可携带 18 枚重型鱼雷，也可换装导弹或 30 枚水雷 |
| 雷达 | 1 套 1007 水面搜索雷达 |
| 声呐 | 2 套 TSM2253 平面型舷侧基阵声呐 |

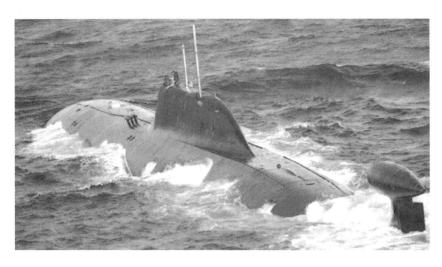

"查克拉"号攻击型核潜艇

## 战技指标

水面排水量        7 500 吨
水下排水量        9 500 吨
全长              110 米
全宽              13.5 米
航速              20 节（水面）/33 节（水下）
续航时间          100 天
动力系统          单座压水反应堆
潜深              600 米
乘员              72 ~ 100 人
武器装备          4 具 533 毫米鱼雷发射管，53–65 型鱼雷，也可发射 RPK–2
                  暴风雪 /SS–N–15 "海星"导弹，SS–N–21 远程巡航导弹，
                  "俱乐部 –S"系列潜射导弹，SA–N–10 针 –M 防空导弹；
                  4 具 650 毫米鱼雷发射管，65–73 型和 65–76 型鱼雷，也可
                  发射 RPK–7 劲风 /SS–N–16 种马导弹
雷达              "魔伴"搜索雷达
声呐              "鲨鱼鳃"主 / 被动搜索与攻击型低频艇壳声呐；"鼠叫"
                  低 / 中频型主 / 被动搜索跟踪声呐；"散射 –3"拖曳线列阵
                  甚低频声呐

# 空中装备

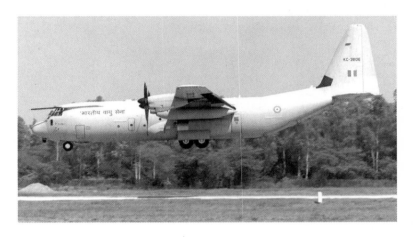

C-130J-30 战术运输机

## 战技指标

| | |
|---|---|
| 机长 | 34.37 米 |
| 机高 | 11.81 米 |
| 翼展 | 40.41 米 |
| 机翼面积 | 162.12 平方米 |
| 使用空重 | 35.966 吨 |
| 最大起飞质量 | 74.389 吨 |
| 最大有效载质量 | 21.772 吨 |
| 最大机内燃油质量 | 20.819 吨 |
| 最大巡航速度 | 657 千米 / 小时 |
| 实用升限 | 9 315 米 |
| 最大爬升率 | 10.6 米 / 秒 |
| 起飞滑跑距离 | 930 米 |
| 着陆滑跑距离 | 427 米 |
| 航程 | 5 244 千米（载重 16 吨时） |
| 识别特征 | 机身短粗，机头为钝锥形前伸，其前端位置较低；机翼为悬臂式上单翼结构，前缘平直，无后掠角；4 台涡轮螺旋桨发动机。 |

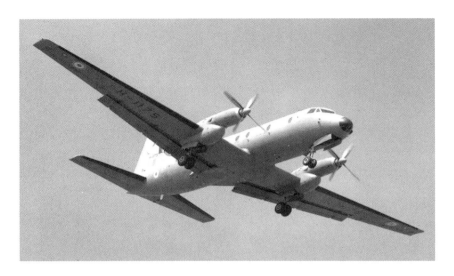

HS748–2 轻型运输机

## 战技指标

| | |
|---|---|
| 机长 | 20.42 米 |
| 机高 | 7.57 米 |
| 翼展 | 31.23 米 |
| 机翼面积 | 77 平方米 |
| 空重 | 12.226 吨 |
| 最大载油量 | 5.238 吨 |
| 最大起飞质量 | 21.092 吨 |
| 最大着陆质量 | 19.504 吨 |
| 巡航速度 | 452 千米 / 小时 |
| 海平面爬升率 | 7.22 米 / 秒 |
| 起飞滑跑距离 | 1 134 米 |
| 着陆滑跑距离 | 1 036 米 |
| 最大油量航程 | 2 492 千米 |
| 最大载重航程 | 1 306 千米 |
| 识别特征 | 2 台涡桨发动机，下单翼 |

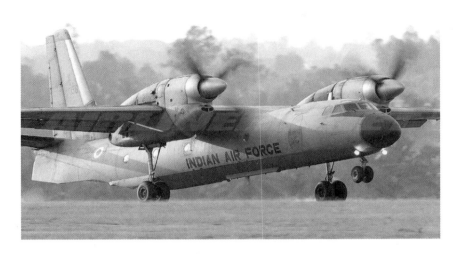

"道尼尔 –228" 轻型运输机

## 战技指标

| | |
|---|---|
| 机长 | 23.78 米 |
| 机高 | 8.75 米 |
| 翼展 | 29.20 米 |
| 机翼面积 | 74.98 平方米 |
| 空重 | 16.8 吨 |
| 最大载质量 | 6.7 吨（安 –32），7.5 吨（安 –32RE） |
| 最大起飞质量 | 27 吨 |
| 最大着陆质量 | 25 吨 |
| 最大燃油质量 | 5.445 吨 |
| 最大巡航速度 | 530 千米 / 小时 |
| 实用升限 | 9 400 米 |
| 起飞滑跑距离 | 760 米 |
| 着陆滑跑距离 | 470 米 |
| 航程 | 860 千米（最大载重，45 分钟飞行用余油），2 000 千米（载重 500 千克，45 分钟飞行用余油） |

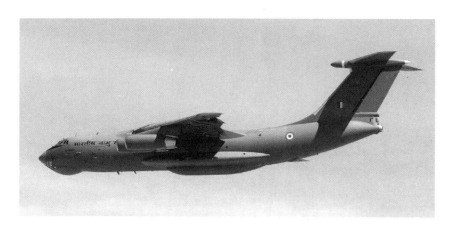

伊尔 –76MD "耿直" 大型运输机

## 战技指标

| | |
|---|---|
| 机长 | 46.59 米 |
| 机高 | 14.76 米 |
| 翼展 | 50.5 米 |
| 机翼面积 | 300 平方米 |
| 空重 | 89 吨 |
| 最大有效载质量 | 47 吨 |
| 最大燃油质量 | 84.84 吨 |
| 最大起飞质量 | 190 吨（常规跑道） |
| 最大着陆质量 | 155 吨 |
| 巡航速度 | 750 ~ 780 千米 / 小时 |
| 起飞速度 | 210 千米 / 小时 |
| 实用升限 | 12 千米 |
| 巡航高度 | 9 ~ 12 千米 |
| 起飞滑跑距离 | 1 700 米 |
| 最大载重航程 | 3 800 千米 |
| 识别特征 | 4 台发动机；上单翼；起落架支柱短粗，采用多机轮和胎压调节装置 |

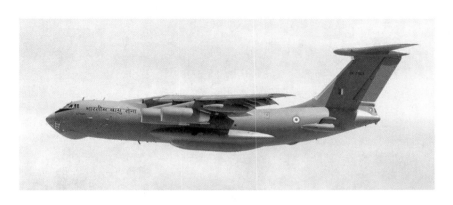

"伊尔 –78MKI" 加油机

## 战技指标

| | |
|---|---|
| 机长 | 46.59 米 |
| 机高 | 14.76 米 |
| 翼展 | 50.5 米 |
| 空重 | 98 吨 |
| 最大燃油质量 | 84.84 吨 |
| 最大起飞质量 | 210 吨（混凝土跑道） |
| 最大着陆质量 | 151.5 吨（混凝土跑道） |
| 最大可供油量 | 105.7 吨 |
| 最大平飞速度 | 850 千米 / 小时 |
| 巡航速度 | 750 千米 / 小时 |
| 加油飞行速度 | 430～590 千米 / 小时 |
| 加油飞行高度 | 2～9 千米 |
| 起飞滑跑距离 | 2 080 米（混凝土跑道） |
| 最大航程 | 7 300 千米 |
| 实用升限 | 12 千米 |
| 最大作战半径 | 2 500 千米 |
| 识别特征 | 两翼和机尾处各装有 1 台加油荚舱，可同时为 3 架飞机加油 |

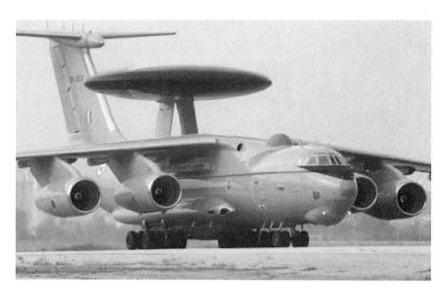

A-50EI 预警机

## 战技指标

| | |
|---|---|
| 机长 | 48.41 米 |
| 机高 | 12.93 米 |
| 翼展 | 44.42 米 |
| 空重 | 80 吨 |
| 机翼面积 | 283.4 平方米 |
| 巡航速度 | 780 千米 / 小时 |
| 最大航程 | 8 500 千米 |
| 最大起飞质量 | 150 吨 |
| 最大平飞速度 | 880 千米 / 小时 |
| 最大续航时间 | 12 小时 |
| 预警雷达 | EL/M-2075 有源相控阵雷达 |
| 工作波段 | D 波段 |
| 探测范围 | 260° |
| 扫描周期 | 2 ~ 4 秒（高优先区），10 ~ 12 秒（高优先区） |
| 最大探测距离 | 370 ~ 400 千米 |
| 识别特征 | 采用以色列"费尔康"机载相控阵预警雷达；采用俄罗斯伊尔 -76 大型运输机并改装为载机平台 |

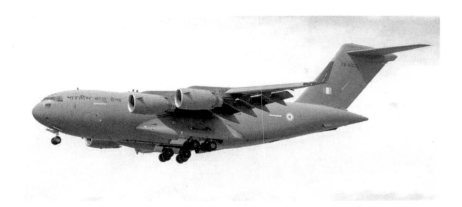

C-17A "全球霸王 - Ⅲ" 战略战术运输机

## 战技指标

| | |
|---|---|
| 机长 | 53.04 米 |
| 机高 | 16.79 米 |
| 翼展 | 51.74 米 |
| 机翼面积 | 353.03 平方米 |
| 空重 | 126.1 吨 |
| 最大载质量 | 76.655 吨 |
| 最大机内燃油质量 | 102.61 吨 |
| 最大起飞质量 | 265.35 吨 |
| 正常巡航速度 | 0.74 ~ 0.77 马赫（高度 8 535 米） |
| 低空巡航速度 | 648 千米 / 小时 |
| 空投速度 | 213 ~ 463 千米 / 小时（海平面），241 ~ 463 千米 / 小时（高度 7 620 米） |
| 实用升限 | 13.715 千米 |
| 起飞场长 | 2 360 米 |
| 着陆场长 | 915 米 |
| 最大航程 | 11 538 千米 |
| 识别特征 | 机翼为悬臂式上单翼、悬臂式 T 形尾翼；前三点式起落架 |

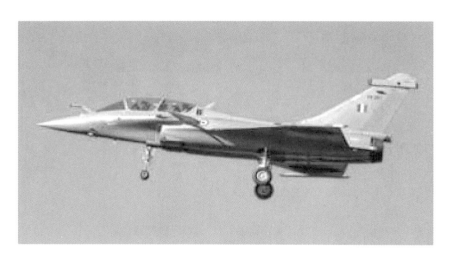

"阵风"CB 战斗机

## 战技指标

| | |
|---|---|
| 机长 | 15.27 米 |
| 机高 | 5.34 米 |
| 翼展 | 10.8 米 |
| 机翼面积 | 45.7 平方米 |
| 空重 | 10.45 吨（B 型） |
| 最大燃油质量 | 4.35 吨（B 型） |
| 最大起飞质量 | 24.5 吨 |
| 最大平飞速度 | 1.8 马赫 |
| 实用升限 | 15.24 千米 |
| 作战半径 | 1 759 千米 |
| 机载武器 | 主要空战武器："魔术"Ⅱ近距空空导弹、"米卡"中距/近距空空导弹、"流星"中远距空空导弹。<br>主要空地武器："阿斯姆普"A、"斯卡普"EG 和"阿帕奇"防区外导弹；AM39 Block2 Mod2 反舰导弹、AS30L 通用战术导弹；"宝石路"Ⅲ GBU-22/-24 和"宝石路"Ⅱ GBU-12 等制导炸弹及各种常规弹药 |
| 识别特征 | 采用"复合后掠"三角翼及先天不稳定气动布局；有较大的高位活动鸭式前翼和单垂尾；机身为半硬壳式，前部分主要使用铝合金制作，后部分大量使用碳纤维复合材料；进气道位于机身两侧；起落架为前三点式 |

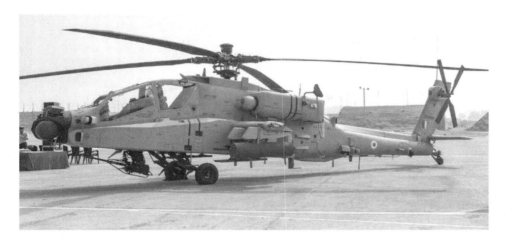

AH-64E "阿帕奇卫士" 攻击直升机

## 战技指标

| | |
|---|---|
| 旋翼直径 | 14.63 米 |
| 尾桨直径 | 2.79 米 |
| 机长 | 17.76 米 |
| 机高 | 4.95 米 |
| 旋翼桨盘面积 | 168.11 平方米 |
| 空重 | 5.352 吨 |
| 最大燃油质量 | 2.712 吨 |
| 最大起飞质量 | 10.433 吨 |
| 作战半径 | 480 千米 |
| 最大巡航速度 | 262 千米 / 小时（海平面） |
| 最大爬升率 | 12.3 千米 / 秒（海平面） |
| 实用升限 | 5 915 米 |
| 机载武器 | 1 门 30 毫米 M230 型机炮；76 枚 70 毫米折翼式航空火箭弹；16 枚 AGM-114 "海尔法" / "海尔法 2" 型反坦克导弹；4 枚 AIM-92 "毒刺" 空空导弹 |

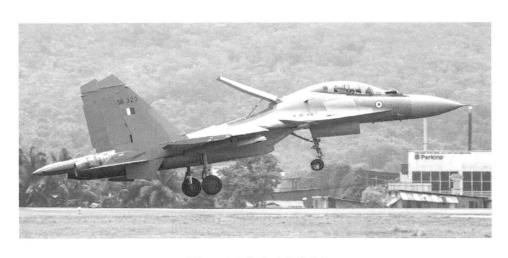

"苏-30MKI"多功能战斗机

## 战技指标

| | |
|---|---|
| 机长 | 21.94 米 |
| 机高 | 6.36 米 |
| 翼展 | 14.7 米 |
| 最大起飞质量 | 34.5 吨 |
| 最大平飞速度 | 2 马赫（高空） |
| 实用升限 | 17.3 千米 |
| 战斗航程 | 3 000 千米（不进行空中加油）；5 200 千米（进行一次空中加油） |
| 发动机 | 2 台 AL-31FP 涡扇发动机 |
| 机载武器 | 6 枚 R-27R1/ER1 或 R-77 中距空空导弹；2 枚 R-27T1/ET1 或 2 枚 R-27P/EP 中距空空导弹和 6 枚 R-73 近距空空导弹；6 枚 Kh-31P 反雷达导弹或 Kh-31A 反舰导弹，6 枚 Kh-29L/T 通用战术空地导弹或 KAB-500 制导炸弹；3 枚 KAB-1500 制导炸弹；2 枚 Kh-59ME 中程空地导弹 |
| 识别特征 | 双座双发；采用机身和机翼构成统一的翼型升力体气动布局 |

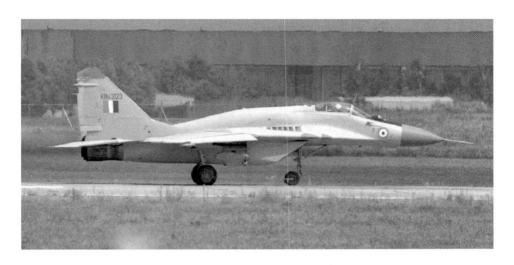

"米格-29"战斗机

## 战技指标

| | |
|---|---|
| 机长 | 17.32 米 |
| 机高 | 4.73 米 |
| 翼展 | 11.36 米 |
| 机翼面积 | 38 平方米 |
| 空重 | 10.9 吨 |
| 正常起飞质量 | 15.3 吨 |
| 最大起飞质量 | 19.7 吨 |
| 最大平飞速度 | 2 400 千米 / 小时 |
| 实用升限 | 18 千米 |
| 最大爬升率 | 330 米 / 秒 |
| 基本航程 | 1 500 千米 |

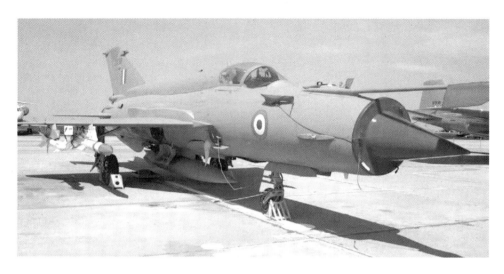

"米格-21"战斗机 MF 型

## 战技指标

| | |
|---|---|
| 机长 | 15.4 米 |
| 机高 | 4.13 米 |
| 翼展 | 7.15 米 |
| 机翼面积 | 23 平方米 |
| 空重 | 5.9 吨 |
| 最大起飞质量 | 9.6 吨 |
| 最大飞行速度 | 2.2 马赫 |
| 实用升限 | 18.7 千米 |
| 最大航程 | 1 300 千米 |
| 作战半径 | 279 千米 |
| 爬升率 | 150 米 / 秒 |
| 发动机 | P-1 加力涡喷发动机 |
| 最大推力 | 49.98 千牛 |
| 加力推力 | 64.68 千牛 |
| 乘员 | 1 人 |
| 机载武器 | 载弹量 1 吨。1 门 Gsh-23 型 23 毫米双管机炮，备弹 200 发；或挂 4 枚 AA-2 红外制导空对空导弹，或挂 4 枚 "先进环礁" 雷达制导空空导弹，或挂炸弹，或挂火箭 |
| 识别特征 | 采用三角形机翼，后掠尾翼；机身细长，机头进气道；多激波进气锥 |

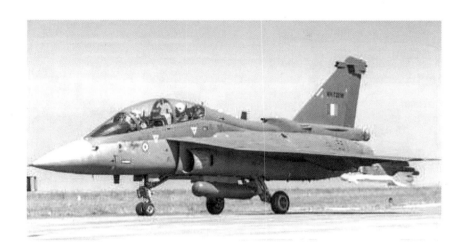

"光辉"战斗机

## 战技指标

| | |
|---|---|
| 机长 | 13.2 米 |
| 机高 | 4.4 米 |
| 翼展 | 8.2 米 |
| 机翼面积 | 37.5 平方米 |
| 空重 | 5.5 吨 |
| 一般起飞质量 | 12.5 吨 |
| 最大起飞质量 | 15.5 吨 |
| 载油量 | 3 000 升 |
| 动力 | 通用 F404-GE-IN20 涡扇发动机 |
| 最大推力 | 53.9 千牛 |
| 加力推力 | 89.8 千牛 |
| 最大速度 | 1 920 千米 / 小时 |
| 最大航程 | 2 000 千米 |
| 滞空时间 | 2.3 小时 |
| 实用升限 | 16 千米 |
| 识别特征 | 采用无平尾、单垂尾、三角翼不稳定性布局，翼下机头后方两侧进气，机腹较为平直，机翼前沿明显外凸，机翼外侧前缘安装有一个三段式板条，机翼后缘安装有一个两段式升降副翼，两个减速板位于机身安定翼的后上部 |

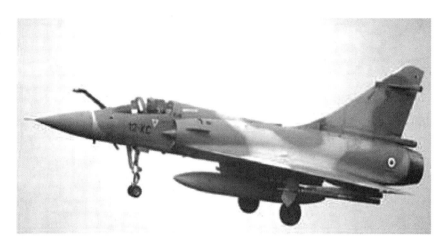

"幻影 2000H"战斗机

## 战技指标

| | |
|---|---|
| 机长 | 14.36 米 |
| 机高 | 5.2 米 |
| 翼展 | 9.13 米 |
| 最大起飞质量 | 17 吨 |
| 最大平飞速度 | 2.2 马赫 |
| 实用升限 | 18 千米 |
| 最大航程 | 3 335 千米（带 1 个 1 300 升和 2 个 1 700 升副油箱） |
| 发动机 | M53–P2 涡扇发动机 |
| 乘员 | 1 人 |
| 作战半径 | 700 千米 |
| 载弹量 | 6.3 吨 |
| 机载武器 | 2 门 30 毫米"德发"554 机炮，备弹 250 发；9 个挂架（机身下 5 个，两翼下各 2 个）；装有 RDI 脉冲多普勒雷达，作用距离 100 千米 |
| 服役时间 | 1985 年 6 月 |
| 识别特征 | 单座单发；无尾三角翼气动布局；进气道旁靠近机翼前缘处有小边条，边条有明显的上反角；有 9 个武器外挂点，其中 5 个在机身下，4 个在机翼下 |

# 太空与网络空间装备

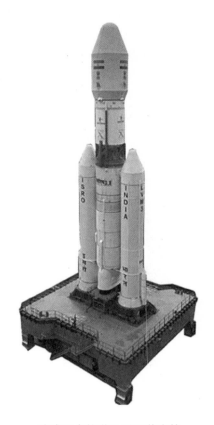

地球同步轨道卫星运载火箭

## 战技指标

| 型号 | GSLV–MK2 | GSLV–MK3 |
|---|---|---|
| 级数 | 3 | 2 |
| 捆绑助推器数 | 4 个 | 2 个 |
| 全长 | 49.13 米 | 43.43 米 |
| 起飞质量 | 414 吨 | 640 吨 |
| 起飞推力 | 5 700 千牛 | 7 350 千牛 |
| 地球同步转移轨道运载能力 | 2.5 吨 | 4 吨 |
| 近地轨道运载能力 | 5 吨 | 8 吨 |

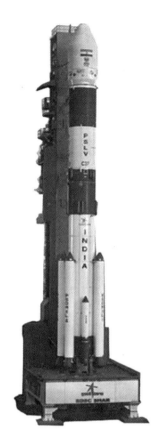

极轨卫星运载火箭

## 战技指标

| 型号 | PSLV-G | PSLV-CA | PSLV-XL |
| --- | --- | --- | --- |
| 级数 | 4 | 4 | 4 |
| 捆绑助推器数 | 6 个 | 0 个 | 6 个 |
| 全长 | 44.43 米 | 44.43 米 | 44.43 米 |
| 起飞质量 | 293.9 吨 | 231.7 吨 | 319.25 吨 |
| 起飞推力 | 4 506.4 千牛 | 3 740 千牛 | 4 506.4 千牛 |
| 地球同步转移轨道运载能力 | 1 吨 | | 1.425 吨 |
| 近地轨道运载能力 | 3.25 吨 | 2.1 吨 | |
| 太阳同步轨道运载能力 | 1.6 吨 | 1.1 吨 | 1.75 吨 |

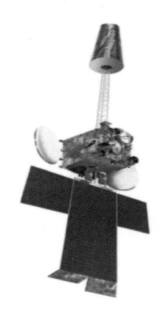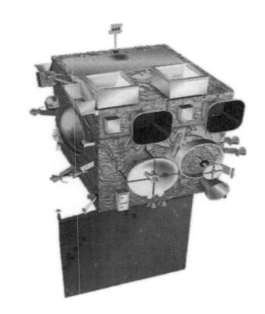

印度国家卫星 –3DR

## 战技指标

| | |
|---|---|
| 发射质量 | 2.211 吨 |
| 太阳帆功率 | 1 700 瓦 |
| 电池容量 | 90 安·小时 |
| 设计寿命 | 10 年 |
| 轨道类型 | 地球同步轨道 |
| 定点位置 | 东经 74° |
| 主要载荷 | 高分辨率辐射计 |
| 空间分辨率 | 1 千米（可见光、短波红外） |
| | 4 千米（中波红外） |
| | 10 千米（大气探测系统） |
| 探测谱段 | 3.74 ~ 14.71 微米（大气探测系统） |
| 成像周期 | 30 分钟（成像仪） |
| 发射时间 | 2016 年 9 月 8 日 |

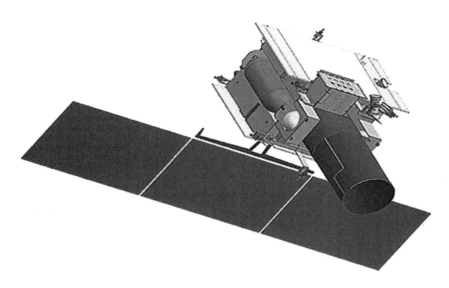

同步轨道成像卫星

## 战技指标

| | |
|---|---|
| 发射质量 | 2.1 吨 |
| 太阳帆功率 | 2 037 瓦 |
| 轨道类型 | 地球同步轨道 |
| 定点位置 | 东经 93.5° |
| 空间分辨率 | 50 米（可见光） |
| | 1 500 米（长波红外） |
| | 320 米（高光谱可见光、高光谱长波红外） |
| 探测幅宽 | 1 ~ 6 千米 |
| 成像谱段 | 0.45 ~ 0.87 微米（可见光） |
| | 7.1 ~ 13.5 微米（长波红外） |
| | 0.38 ~ 1 微米（高光谱可见光） |
| | 0.9 ~ 2.5 微米（高光谱长波红外） |
| 探测周期 | 5 分钟（特定区域） |
| | 50 分钟（印度全境） |
| 发射时间 | 2020 年 |

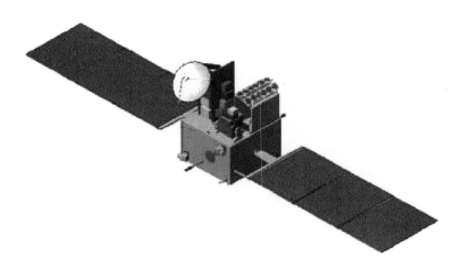

海洋卫星 –2A

## 战技指标

| | |
|---|---|
| 卫星平台 | IRS–1 |
| 发射质量 | 960 千克 |
| 轨道类型 | 太阳同步轨道 |
| 轨道高度 | 720 千米 |
| 轨道倾角 | 98.3° |
| 分辨率 | 360 米 |
| 成像幅宽 | 1 420 千米 |
| 成像谱段 | 8 个 |
| 发射时间 | 2009 年 |

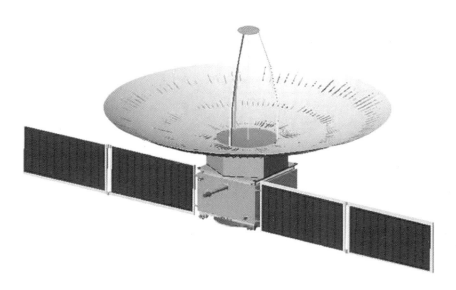

雷达成像卫星 –2B

## 战技指标

| | |
|---|---|
| 发射质量 | 620 千克 |
| 轨道高度 | 570 千米 |
| 轨道倾角 | 37° |
| 发射时间 | 2019 年 |
| 工作波段 | X 波段 |
| 分辨率 | 0.3 ~ 0.5 米 |

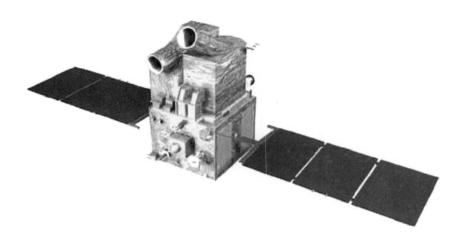

制图卫星 –3

## 战技指标

| | |
|---|---|
| 卫星平台 | IRS–2 |
| 发射质量 | 1.56 吨 |
| 轨道类型 | 太阳同步轨道 |
| 轨道高度 | 450 千米 |
| 发射时间 | 2019 年 |
| 分辨率 | 全色：0.25 米；多光谱：1 米；高光谱：12 米；中波红外：5.7 米 |
| 谱段范围 | 450 ~ 2 500 纳米（高光谱） |

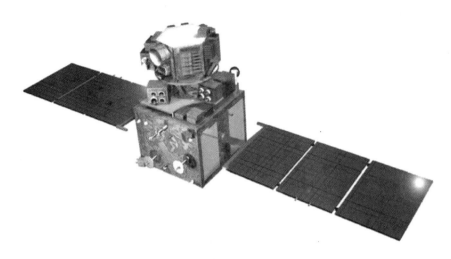

资源卫星 –2A

## 战技指标

| | |
|---|---|
| 卫星平台 | IRS–1 |
| 发射质量 | 1.235 吨 |
| 轨道类型 | 太阳同步轨道 |
| 轨道高度 | 815 千米 |
| 轨道倾角 | 98.7° |
| 发射时间 | 2016 年 |
| 运载火箭 | 极轨卫星运载火箭 |
| 有效载荷 | 中分辨率线性推扫仪 |
| 分辨率 | 23.5 米 |
| 成像幅宽 | 141 千米 |
| 成像谱段 | 4 个 |
| 谱段范围 | 520 ~ 590 纳米, 620 ~ 680 纳米, 770 ~ 860 纳米, 1 550 ~ 1 700 纳米 |

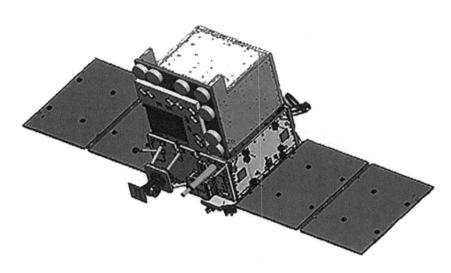

电磁情报卫星（EMISAT）

## 战技指标

| | |
|---|---|
| 卫星平台 | 迷你卫星 –2 |
| 发射质量 | 436 千克 |
| 轨道类型 | 太阳同步轨道 |
| 轨道高度 | 748 千米 |
| 发射时间 | 2019 年 4 月 1 日 |

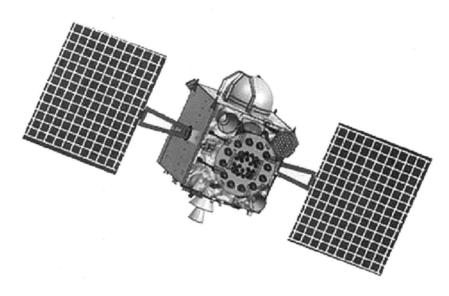

印度区域卫星导航系统

## 战技指标

| | |
|---|---|
| 卫星名称 | IRNSS-1B/1D/1E/1I |
| 轨道类型 | 倾斜地球同步轨道 |
| 卫星本体尺寸 | 1.58 米 ×1.5 米 ×1.5 米 |
| 卫星平台 | I-1K |
| 功率 | 1 660 瓦 |
| 发射质量 | 1.425 吨 |
| 设计寿命 | 10 年 |
| 主要载荷 | 固定功率放大器，时钟管理与控制单元，频率发生与调制单元，导航处理器，信号发生器和原子钟系统 |
| 星钟类型 | 铷钟 |
| 信号波段 | 2 483.5 ~ 2 500 兆赫（S 波段），1 164 ~ 1 189 兆赫（L5 波段） |
| 发射时间 | 2016 年 4 月 |

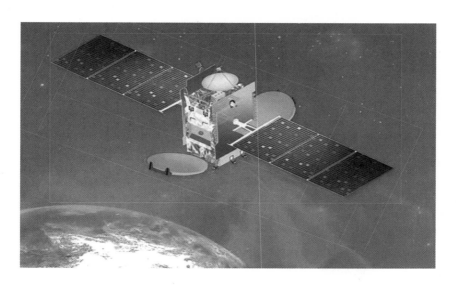

地球同步轨道卫星

## 战技指标

| | |
|---|---|
| 卫星型号 | GSAT–34 |
| 卫星平台 | I–2K |
| 发射质量 | 2.536 吨 |
| 设计寿命 | 15 年 |
| 轨道类型 | 地球同步轨道 |
| 定点位置 | 东经 48° |
| 主要载荷 | Ku 波段转发器 |
| 发射时间 | 2019 年 5 月 2 日 |

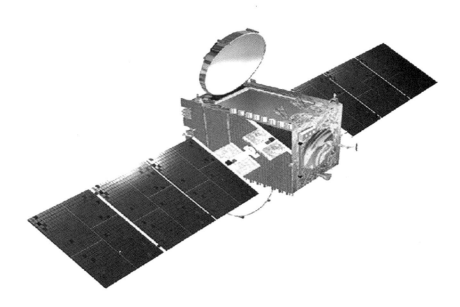

印度国家卫星系统（INSAT）–4A

## 战技指标

| | |
|---|---|
| 太阳翼翼展 | 15.16 米 |
| 寿命初期功率 | 1 200 瓦 |
| 天线指向精度 | − 0.2°～＋ 0.2°（滚动和俯仰） |
| 设计寿命 | 7 年 |
| 卫星类别 | 静止轨道通信卫星 |
| 定点位置 | 东经 93.5° |
| 发射时间 | 2005 年 12 月 21 日 |

# 核与导弹防御装备

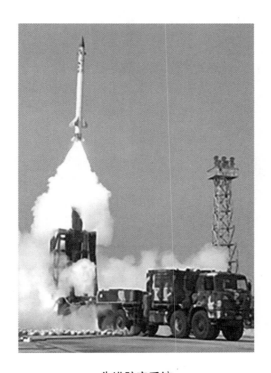

先进防空系统

## 战技指标

| | |
|---|---|
| 对付目标 | 近程弹道导弹 |
| 最大作战距离 | 50 千米 |
| 最小作战距离 | 3 千米 |
| 最大作战高度 | 30 千米 |
| 最大速度 | 2 000 米 / 秒 |
| 弹长 | 7.5 米 |
| 弹径 | 0.5 米 |
| 发射质量 | 1.2 吨 |
| 动力装置 | 1 台液体火箭发动机 +1 台固体火箭发动机 |
| 制导体制 | 惯性 + 中段修正 + 末端主动雷达 |
| 战斗部 | 定向爆破破片杀伤战斗部 |
| 引信 | 近炸引信 |

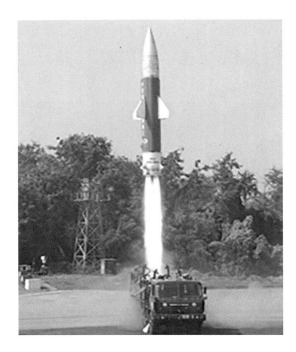

大地防御拦截弹系统

## 战技指标

| | |
|---|---|
| 型号 | PAD |
| 对付目标 | 中近程弹道导弹 |
| 最大作战距离 | 100 千米 |
| 最小作战距离 | 3 千米 |
| 最大作战高度 | 90 千米 |
| 最大速度 | 2 700 米 / 秒 |
| 弹长 | 12 米 |
| 弹径 | 1 米 |
| 发射质量 | 5 吨 |
| 动力装置 | 单级固体 |
| 制导体制 | 惯性 + 中段修正 + 末端主动雷达 |
| 战斗部 | 定向爆破破片杀伤战斗部 |
| 引信 | 近炸引信 |

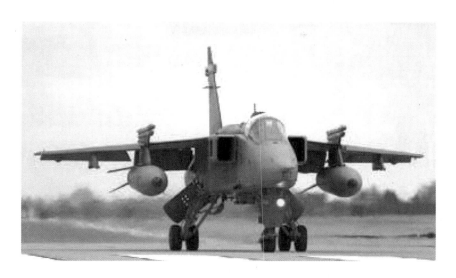

"美洲虎" IB/IS/IM 攻击机

## 战技指标

| | |
|---|---|
| 机长 | 15.52 米 |
| 机高 | 4.89 米 |
| 翼展 | 8.69 米 |
| 空重 | 700 千克 |
| 载弹量 | 4.535 吨 |
| 机翼面积 | 24 平方米 |
| 正常起飞质量 | 11 吨 |
| 最大起飞质量 | 15.7 吨 |
| 最大平飞速度 | 1.5 马赫（11 000 米），1.1 马赫（海平面） |
| 巡航速度 | 690 千米 / 小时 |
| 实用升限 | 14 千米 |
| 作战半径 | 1 408 千米（高 – 低 – 高，带副油箱） |
| 发动机 | 2 台 "阿杜尔" MK.811 发动机 |
| 机载武器 | 装有 2 门 S 型 30 毫米 "阿登" 机炮，1 枚 "马特尔" A.37 反辐射导弹，8 枚 450 千克炸弹，"马特拉" R550 "魔术" 或 "响尾蛇" 空 – 空导弹，空地火箭（包括 68 毫米 SNEB 火箭） |
| 识别特征 | 美洲虎 IS/IB 早期涂装是深绿色 / 深灰色迷彩，美洲虎 IM 则采用浅灰 / 深灰迷彩；7 个外挂点；上单翼布局；前三点 起落架；尾部采用梯形垂尾，平尾是单片全动式 |

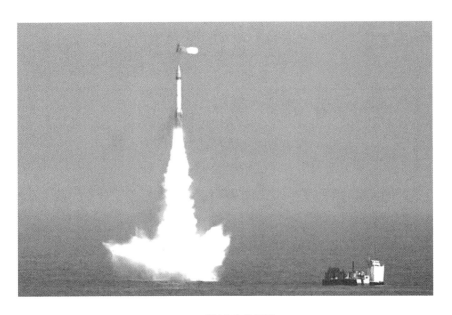

K–15 潜射弹道导弹

## 战技指标

| | |
|---|---|
| 弹长 | 9 米 |
| 弹径 | 0.75 米 |
| 射程 | 大于 700 千米 |
| 战斗部 | 500 千克 |
| 制导体制 | 惯性制导 + 导航卫星 |
| 发射方式 | 潜艇发射 |
| 动力装置 | 二级固体发动机 |
| 战斗部 | 核弹头（0.5 ~ 1 吨，1.2 万吨 TNT 当量） |

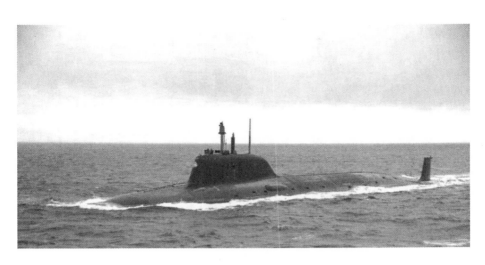

"歼敌者"级弹道导弹核潜艇

## 战技指标

| | |
|---|---|
| 排水量 | 约 6 000 吨 |
| 艇长 | 111 米 |
| 艇宽 | 11 米 |
| 艇高 | 15 米 |
| 速度 | 12 ~ 15 节（水面），24 ~ 30 节（水下） |
| 载员 | 95 ~ 100 人 |
| 主动力系统 | 加压轻水式反应堆，功率为 83 ~ 85 兆瓦 |
| 舰载武器 | 装有 4 个垂直发射管，能够携带 6 枚 533 毫米鱼雷和 12 枚 射程 700 千米的 K-15 潜射弹道导弹或 4 枚射程 3 500 千米 的 K-4 巡航导弹。其中 K-15 潜射弹道导弹可携带核弹头， 导弹弹径 0.75 米，总长 9 米，战斗部重 500 千克 |

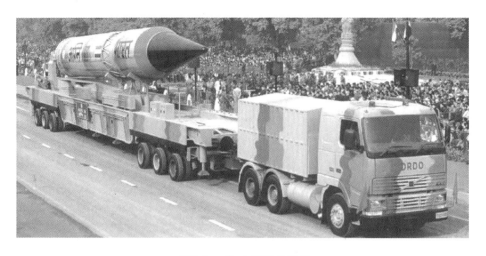

"烈火 –3"中程弹道导弹

## 战技指标

| | |
|---|---|
| 有效射程 | 5 000 千米 |
| 弹长 | 17 米 |
| 弹径 | 2 米 |
| 制导体制 | 环形激光陀螺仪惯导 + 导航卫星 + 雷达修正 |
| 发射方式 | 公路机动 |
| 发射质量 | 48 吨 |
| 命中精度 | 40 米 |
| 速度 | 17.6 马赫 |
| 动力装置 | 二级固体发动机 |
| 战斗部 | 常规弹头 / 核弹头（1.5 吨，4 万吨 TNT 当量） |
| 识别特征 | 导弹长约 13 米，两级固体推进；第一级和第二级均由先进的碳合成材料制成 |

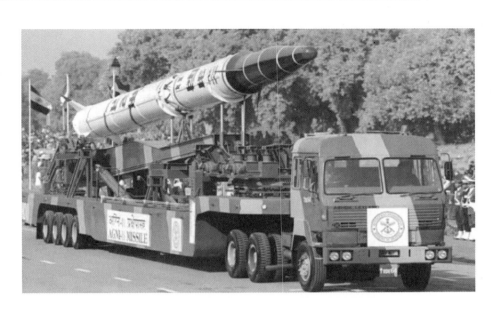

"烈火 –2"中程弹道导弹

## 战技指标

| | |
|---|---|
| 有效射程 | 3 000 千米 |
| 弹长 | 21 米 |
| 弹径 | 1.3 米 |
| 制导体制 | 环形激光陀螺仪惯导 + 导航卫星 + 雷达 |
| 发射方式 | 公路机动 |
| 发射质量 | 17 吨 |
| 命中精度 | 40 米 |
| 速度 | 12 马赫 |
| 动力装置 | 二级固体发动机 |
| 战斗部 | 常规弹头 / 核弹头（1 吨，4 万吨 TNT 当量） |
| 服役时间 | 2014 年 11 月 |
| 识别特征 | 两级固体导弹，能携带常规弹头或核弹头 |

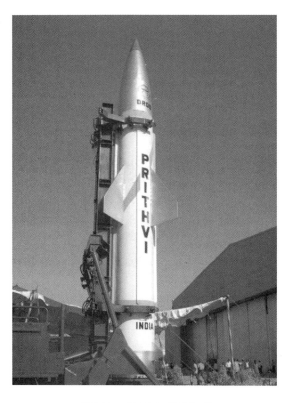

"大地 –1" 近程弹道导弹

## 战技指标

| | |
|---|---|
| 射程 | 150 千米 |
| 弹长 | 8.56 米 |
| 弹径 | 1.1 米 |
| 制导体制 | 惯性制导 |
| 发射方式 | 公路机动 |
| 发射质量 | 4 吨 |
| 命中精度 | 50 米 |
| 动力装置 | 单级液体发动机 |
| 战斗部 | 常规弹头 / 核弹头 |

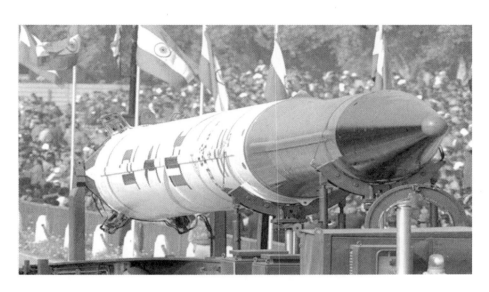

"烈火 –1"中程弹道导弹

## 战技指标

| | |
|---|---|
| 射程 | 大于 700 千米 |
| 弹长 | 14.8 米 |
| 弹径 | 1.3 米 |
| 制导体制 | 惯性制导 + 导航卫星 + 雷达 |
| 发射方式 | 公路机动 |
| 发射质量 | 12 吨 |
| 命中精度 | 25 米 |
| 动力装置 | 单级固体发动机 |
| 战斗部 | 常规弹头 / 核弹头（1 吨，4 万吨 TNT 当量） |

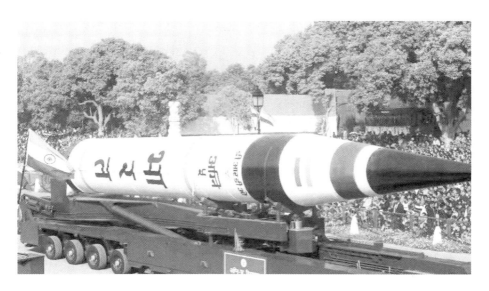

"烈火 –5" 导弹

## 战技指标

| | |
|---|---|
| 最大射程 | 8 000 千米 |
| 最大射高 | 800 千米 |
| 弹长 | 17 米 |
| 弹径 | 2 米 |
| 制导方式 | 固体燃料推进 |
| 质量 | 50 吨 |
| 载质量 | 1.5 吨 |
| 最大突防速度 | 24 马赫（8 100 千米 / 秒） |
| 发射方式 | 公路机动 |
| 导航系统 | 环形激光陀螺和惯性导航系统 |
| 服役时间 | 2014 年 |

# 信 息 系 统

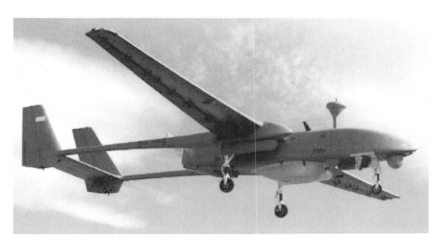

"苍鹭" 无人机

## 战技指标

| | |
|---|---|
| 机长 | 8.5 米 |
| 机高 | 2.3 米 |
| 翼展 | 16.6 米 |
| 机翼面积 | 13 平方米 |
| 最大起飞质量 | 1.15 吨 |
| 最大载荷质量 | 250 千克 |
| 最大燃油质量 | 430 千克 |
| 最大飞行速度 | 222 千米 / 小时 |
| 巡航速度 | 110 ~ 148 千米 / 小时 |
| 最大升限 | 10 千米 |
| 最大爬升率 | 3.3 米 / 秒（海平面） |
| 使用半径 | 200 千米（无中继），300 千米（有中继） |
| 续航时间 | 52 小时 |

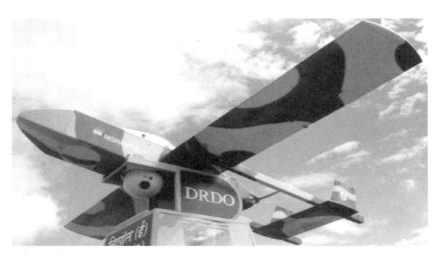

"尼尚特"无人机

## 战技指标

| | |
|---|---|
| 机长 | 4.63 米 |
| 翼展 | 6.4 米 |
| 机重 | 300 千克 |
| 发动机 | AR801 型，功率 55 马力 |
| 有效载荷 | 45 千克 |
| 续航时间 | 5 小时 |
| 飞行速度 | 40 ~ 60 米 / 秒 |
| 使用范围 | 160 千米 |
| 最大升限 | 3 600 米 |
| 发射方式 | 火箭助推器 |
| 回收方式 | 伞降 |
| 最佳飞行高度 | 3 960 米 |

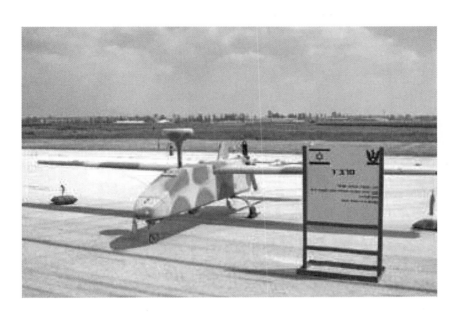

搜索者 - I

## 战技指标

| | |
|---|---|
| 机长 | 5.15 米 |
| 机高 | 1.16 米 |
| 翼展 | 7.22 米 |
| 最大起飞质量 | 372 千克 |
| 最大载荷质量 | 63 千克 |
| 最大燃油质量 | 102 千克 |
| 最大飞行速度 | 194 千米 / 小时 |
| 巡航速度 | 102 千米 / 小时 |
| 实用升限 | 约 4 870 米 |
| 使用半径 | 220 千米（有中继），120 千米（无中继） |
| 续航时间 | 14 小时 |
| 飞行时间 | 12 小时（单次出动，飞行高度 3 050 米） |

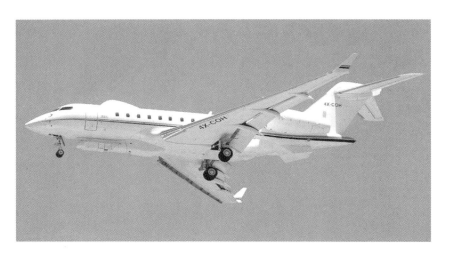

"环球 5000" 电子情报侦察机

## 战技指标

| | |
|---|---|
| 机长 | 29.49 米 |
| 机高 | 7.57 米 |
| 翼展 | 28.65 米 |
| 机翼面积 | 94.95 平方米 |
| 基本使用质量 | 23.056 吨 |
| 最大起飞质量 | 39.78 吨 |
| 最大着陆质量 | 35.652 吨 |
| 最大巡航速度 | 0.89 马赫 |
| 正常巡航速度 | 0.85 马赫 |
| 初始巡航高度 | 13.105 千米 |
| 最大使用高度 | 15.545 千米 |
| 爬升时间 | 23 分钟（13.105 千米高度） |
| 着陆距离 | 814 米 |
| 航程 | 8 889 千米（巡航速度 0.85 马赫），6 852 千米（巡航速度 0.88 马赫） |

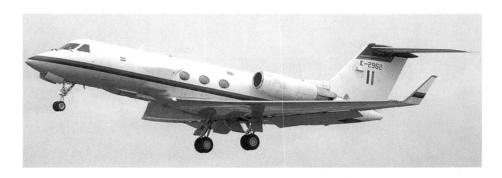

**G1001125 侦察机**

## 战技指标

| | |
|---|---|
| 机长 | 16.94 米 |
| 机高 | 5.94 米 |
| 翼展 | 16.64 米 |
| 机翼面积 | 29.41 平方米 |
| 基本使用空重 | 6.638 吨 |
| 最大商载质量 | 1.073 吨 |
| 最大起飞质量 | 11.181 吨 |
| 最大着陆质量 | 9.389 吨 |
| 最大巡航速度 | 0.875 马赫 |
| 正常巡航速度 | 0.8 马赫 |
| 远程巡航速度 | 796 千米 / 小时 |
| 最大爬升率 | 19.33 米 / 秒（海平面） |
| 初始巡航高度 | 12.495 千米 |
| 最大使用高度 | 13.715 千米 |
| 着陆场长 | 890 米（最大起飞质量） |
| 航程 | 4 515 千米（8 名乘客），5 000 千米（8 名乘客，最大燃油质量） |

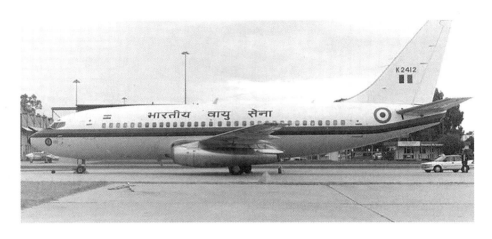

"波音 737"电子情报侦察机

## 战技指标

| | |
|---|---|
| 机长 | 33.53 米 |
| 机高 | 11.13 米 |
| 翼展 | 28.88 米 |
| 机翼面积 | 91.04 平方米 |
| 使用空重 | 31.479 吨 |
| 最大载质量 | 16.148 吨 |
| 最大起飞质量 | 56.472 吨 |
| 最大巡航速度 | 856 千米 / 小时 |
| 起飞场地长度 | 2.027 千米 |
| 着陆场地长度 | 1 372 米 |
| 最大燃油航程 | 5 485 千米 |
| 最大载重航程 | 4 220 千米 |

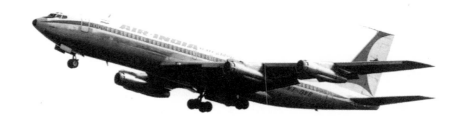

"波音 707"信号情报侦察机

## 战技指标

| | |
|---|---|
| 机长 | 46.61 米 |
| 机高 | 12.92 米 |
| 翼展 | 44.42 米 |
| 机翼面积 | 268.6 平方米 |
| 最大起飞质量 | 150.59 吨 |
| 最大燃油量 | 72.5 吨 |
| 最大商载质量 | 30.72 吨 |
| 最大巡航速度 | 966 千米 / 小时 |
| 最大爬升率 | 20 米 / 秒 |
| 起飞距离 | 3 250 米 |
| 着陆距离 | 1 900 米 |
| 最大燃油航程 | 9 800 千米 |
| 最大载重航程 | 6 300 千米 |

# 日本篇

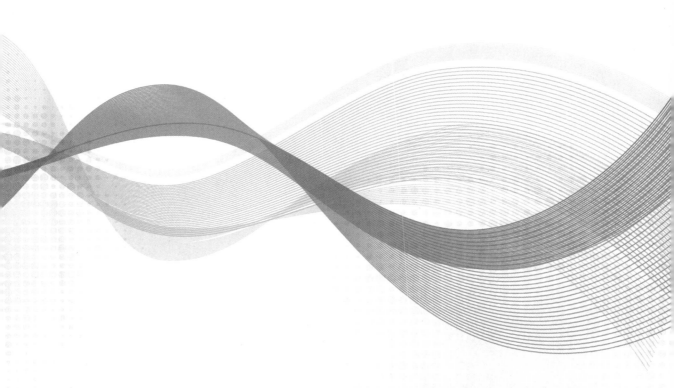

# 陆上装备

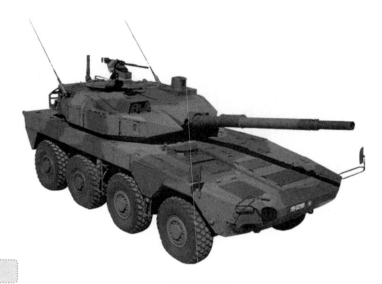

**16 式机动战车**

## 战技指标

| | |
|---|---|
| 乘员 | 4 人 |
| 战斗全重 | 26 吨 |
| 车长 | 8.45 米 |
| 车宽 | 2.98 米 |
| 车高 | 2.87 米 |
| 最大公路速度 | 100 千米 / 小时 |
| 最大行程 | 400 千米 |
| 爬坡度 | 31° |
| 侧倾坡度 | 16.7° |
| 攀垂直墙高 | 0.6 米 |
| 越壕宽 | 2 米 |
| 涉水深 | 1.2 米 |
| 发动机 | 419 千瓦涡轮增压柴油机 |
| 主要武器 | 1 门 105 毫米线膛炮，备弹 40 发 |
| 辅助武器 | 1 挺 7.62 毫米并列机枪，备弹 3 000 发；1 挺 12.7 毫米顶置机枪，备弹 1 000 发 |
| 识别特征 | 炮塔四周装有厚度不同的间隙装甲，装甲采用模块化设计，可便捷更换 |

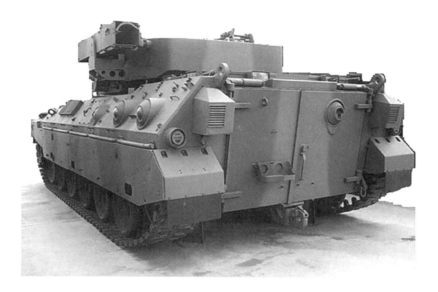

**89 式机械化步兵战车**

## 战技指标

| | |
|---|---|
| 乘载员 | 10 人（3+7） |
| 战斗全重 | 27 吨 |
| 全车长 | 6.8 米 |
| 全车宽 | 3.2 米 |
| 全车高 | 2.5 米 |
| 最大公路速度 | 70 千米 / 小时 |
| 最大行程 | 400 千米 |
| 爬坡度 | 31° |
| 侧倾坡度 | 16.7° |
| 攀垂直墙高 | 0.8 米 |
| 越壕宽 | 2.4 米 |
| 涉水深 | 1 米 |
| 发动机 | 441 千瓦 |
| 武器 | 1 门厄利空 – 康特拉夫斯 KDE 式 35 毫米自动炮，1 挺 74 式 7.62 毫米并列机枪和 2 具 "重马特" 反坦克导弹发射装置 |
| 识别特征 | 车体前部左侧为动力室，右侧为驾驶室；炮塔位于车体中部；车体后部为载员舱；副班长座椅右侧设置有向车体斜前方射击的射击孔 |

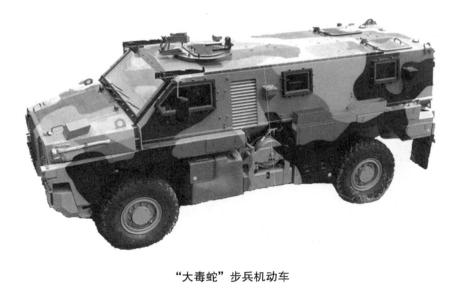

"大毒蛇"步兵机动车

## 战技指标

| | |
|---|---|
| 乘载员 | 10 人（2+8） |
| 战斗全重 | 15.4 吨 |
| 全车长 | 7.18 米 |
| 全车宽 | 2.48 米 |
| 全车高 | 2.65 米 |
| 有效载荷 | 4 吨 |
| 单位功率 | 14.32 千瓦 / 吨 |
| 最大公路速度 | 100 千米 / 小时 |
| 最大行程 | 800 千米 |
| 爬坡度 | 31° |
| 侧倾坡度 | 16.7° |
| 攀垂直墙高 | 0.46 米 |
| 涉水深 | 1.2 米 |
| 发动机 | 3126ATAAC 6 缸涡轮增压空冷柴油机，额定功率 221 千瓦 |
| 服役时间 | 2014 年 4 月 |

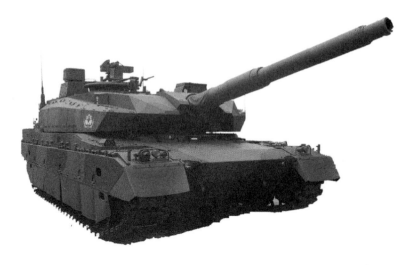

10 式主战坦克

## 战技指标

| | |
|---|---|
| 乘员 | 3 人 |
| 战斗全重 | 44 吨 |
| 全车长 | 9.42 米 |
| 全车宽 | 3.24 米 |
| 全车高 | 2.3 米 |
| 发动机 | 三菱重工 4 冲程 8 缸柴油机，883 千瓦 |
| 最大公路速度 | 70 千米 / 小时 |
| 最大越野速度 | 50 千米 / 小时 |
| 最大行程 | 440 千米 |
| 武器 | 120 毫米滑膛炮，74 式 7.62 毫米机枪，M2HB 式 12.7 毫米重机枪 |
| 服役时间 | 2012 年 1 月 10 日 |
| 识别特征 | 模块化陶瓷复合装甲，内嵌和外挂式结合，可拆卸运输 |

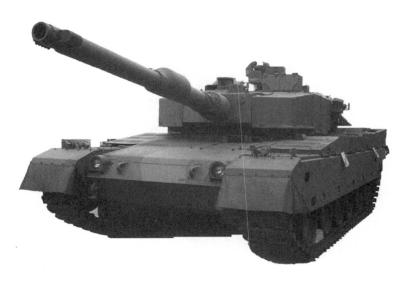

**90 式主战坦克**

## 战技指标

| | |
|---|---|
| 乘员 | 3 人 |
| 战斗全重 | 50.2 吨 |
| 全车长 | 9.755 米 |
| 全车宽 | 3.33 米 |
| 全车高 | 2.33 米 |
| 最大公路速度 | 70 千米 / 小时 |
| 最大行程 | 350 千米（主油箱供油） |
| 涉水深 | 2 米 |
| 爬坡度 | 31° |
| 侧倾坡度 | 21.8° |
| 攀垂直墙高 | 1 米 |
| 越壕宽 | 2.7 米 |
| 发动机 | 三菱重工 2 冲程涡轮增压中冷柴油机，1 103 千瓦 |
| 武器 | 120 毫米滑膛炮，7.62 毫米机枪，M2HB 式 12.7 毫米重机枪 |
| 火炮射速 | 10 ~ 11 发 / 分钟 |
| 服役时间 | 1990 年 |
| 识别特征 | 炮塔方正，炮塔正面垂直，非避弹性较佳的倾斜型 |

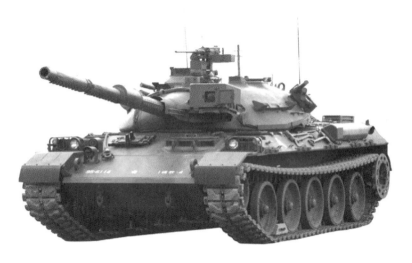

74 式主战坦克

## 战技指标

| | |
|---|---|
| 乘员 | 4 人 |
| 战斗全重 | 38 吨 |
| 全车长 | 9.42 米 |
| 全车宽 | 3.18 米 |
| 全车高 | 2.48 米 |
| 最大公路速度 | 60 千米 / 小时 |
| 行程 | 400 千米（主油箱供油） |
| 涉水深 | 2 米 |
| 爬坡度 | 31° |
| 侧倾坡度 | 21.8° |
| 攀垂直墙高 | 1 米 |
| 越壕宽 | 2.7 米 |
| 发动机 | 三菱重工 2 冲程涡轮增压中冷柴油机，640 千瓦 |
| 武器 | 105 毫米线膛炮，7.62 毫米机枪，M2 式 12.7 毫米机枪 |
| 火炮射速 | 9 ~ 10 发 / 分钟 |
| 火炮高低射界 | − 6° ~ + 15° |

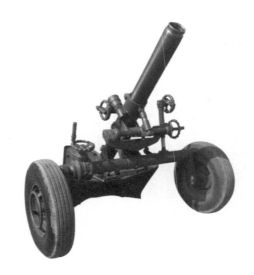

MO-120-RT-61"布朗特"120 毫米线膛迫击炮

## 战技指标

| | |
|---|---|
| 口径 | 120 毫米 |
| 初速 | 365 米 / 秒（PR-14 榴弹） |
| 最大射程 | 8.135 千米（榴弹），13 千米（火箭增程弹） |
| 最小射程 | 1.1 千米 |
| 最大射速 | 18 发 / 分钟 |
| 正常射速 | 10 ~ 12 发 / 分钟 |
| 高低射界 | − 30° ~ + 85° |
| 方向射界 | − 14° ~ + 14° |
| 全炮重 | 582 千克 |
| 配用弹种 | PR-14 榴弹、PRPA 火箭增程弹、PRAB 反装甲榴弹、照明弹、发烟弹 |
| 全炮长 | 3.015 米 |
| 全炮宽 | 1.93 米 |
| 行军状态高 | 1.335 米 |
| 运动方式 | 装甲车牵引 |
| 行军 / 战斗转换时间 | 90 秒 |
| 战斗 / 行军转换时间 | 120 秒 |
| 炮班人数 | 6 人 |
| 识别特征 | 炮身上开槽；炮膛内刻有膛线；炮底板呈花瓣形，面积较大 |

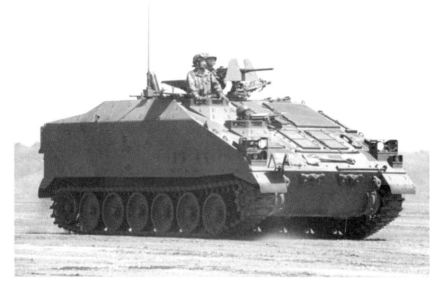

**L16 式 120 毫米迫击炮**

## 战技指标

| | |
|---|---|
| 口径 | 120 毫米 |
| 最大射程 | 8.1 千米（榴弹），13 千米（火箭增程弹） |
| 最小射程 | 1.1 千米 |
| 最大射速 | 18 发 / 分钟 |
| 正常射速 | 10 ~ 12 发 / 分钟 |
| 最大速度 | 50 千米 / 小时 |
| 最大行程 | 300 千米 |
| 长度 | 6.7 米 |
| 宽度 | 2.99 米 |
| 高度 | 2.95 米 |
| 高低射界 | － 30° ~ ＋ 85° |
| 方向射界 | － 22.5° ~ ＋ 22.5° |
| 配用弹种 | 榴弹、火箭增程弹、预制破片弹、照明弹、发烟弹 |
| 携弹量 | 50 发 |
| 战斗全重 | 23.5 吨 |
| 炮班人数 | 5 人 |

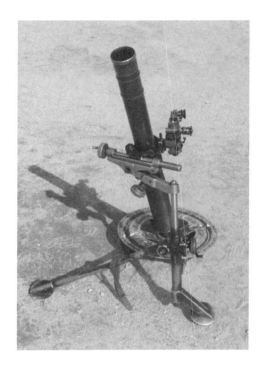

L16 式 81 毫米迫击炮

## 战技指标

| | |
|---|---|
| 口径 | 81 毫米 |
| 初速 | 250 米 / 秒（L36A2 榴弹） |
| 最大射程 | 5.85 千米（MK4 装药系统） |
| 最小射程 | 0.1 千米 |
| 射速 | 15 发 / 分钟 |
| 炮身长 | 1 280 毫米 |
| 高低射界 | − 45°～＋ 85° |
| 方向射界 | − 5.5°～＋ 5.5° |
| 炮身重 | 12.7 千克 |
| 配用弹种 | 榴弹、发烟弹、训练弹 |
| 弹重 | 4.2 千克（L36A2 式榴弹和 L40A1 式发烟弹） |
| 运动方式 | 步兵携带或车载 |
| 炮班人数 | 3 人 |
| 识别特征 | 身管尾部直径缩小，炮口处装有内锥形套圈；炮架采用 L4 式 K 形两脚架，携带时可折叠；座钣背面有 4 条加强筋 |

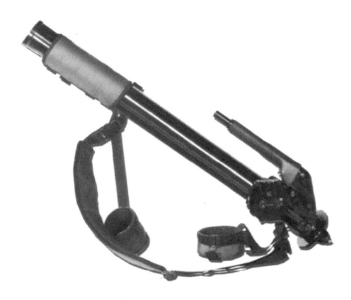

M6C 式 60 毫米突击队员型迫击炮

## 战技指标

| | |
|---|---|
| 口径 | 60 毫米 |
| 最大射程 | 2.36 千米 |
| 最大射速 | 30 发 / 分钟 |
| 全长 | 815 毫米 |
| 身管长 | 640 毫米 |
| 空重 | 5.7 千克 |
| 战斗全重 | 6.2 千克 |
| 识别特征 | 没有支撑架腿；炮管前半部分安装了护手，护手下方带有背带环 |

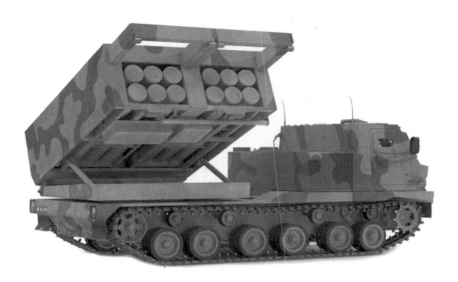

**M270A1 式 227 毫米多管火箭炮**

## 战技指标

| | |
|---|---|
| 口径 | 227 毫米 |
| 管数 | 12 |
| 战斗射速 | 12 发 /50 秒（一次齐射） |
| 高低射界 | − 2°~ + 60° |
| 方向射界 | 280° |
| 战斗全重 | 24.56 吨 |
| 最大射程 | 70 千米（M31 制导火箭弹），300 千米（陆军战术导弹） |
| 命中精度 | 小于 10 米（M31 制导火箭弹） |
| 弹长 | 226 毫米（M31 制导火箭弹） |
| 弹重 | 309 千克（M31 制导火箭弹） |
| 安全爆炸距离 | 200 米（M31 制导火箭弹） |
| 行军状态（长 × 宽 × 高） | 6 930 毫米 ×2 970 毫米 ×2 590 毫米 |
| 运动速度 | 64 千米 / 小时 |
| 最大行程 | 483 千米 |
| 炮班人数 | 3 人 |

# 海上装备

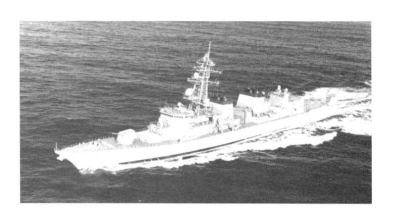

"高波"级驱逐舰

## 战技指标

| | |
|---|---|
| 标准排水量 | 4 650 吨 |
| 满载排水量 | 6 300 吨 |
| 全长 | 151 米 |
| 全宽 | 17.4 米 |
| 吃水 | 5.3 米 |
| 舰员编制 | 176 人 |
| 航速 | 30 节 |
| 动力装置 | 2 台"斯贝"SM1C 燃气轮机,持续功率 19.9 兆瓦;2 台 LM2500 型燃气轮机,持续功率 24.3 兆瓦;双轴,可调距螺旋桨 |
| 武器装备 | 导弹:2 座 4 联装 90 式 SSM-1B 反舰导弹发射装置,主动雷达寻的,射程 150 千米 /0.9 马赫;1 座 MK41 型 32 单元垂直发射系统,发射"海麻雀"舰空导弹和"阿斯洛克"反潜导弹。 |
| | 舰炮:1 座"奥托·梅莱拉"54 倍口径 127 毫米舰炮,射速 45 发 / 分钟,射程 24 千米,弹重 32 千克;2 座 6 管 20 毫米 MK15 型"密集阵"近防武器系统,射速 3000 发 / 分钟,射程 1.5 千米。 |
| | 鱼雷:2 座 HOS-302 三联装 324 毫米鱼雷发射管,可发射 MK46 Mod 5 型反潜鱼雷,主 / 被动寻的,射程 11 千米,战斗部重 44 千克 |

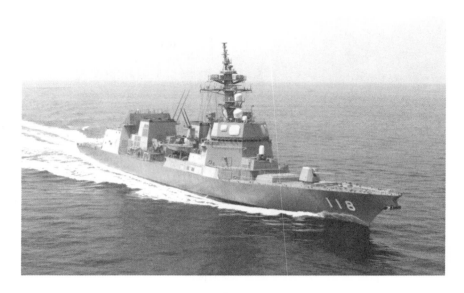

"秋月"级驱逐舰

## 战技指标

| | |
|---|---|
| 标准排水量 | 5 050 吨 |
| 满载排水量 | 6 800 吨 |
| 全长 | 150.5 米 |
| 全宽 | 18.3 米 |
| 吃水 | 5.4 米 |
| 舰员编制 | 200 人 |
| 航速 | 30 节 |
| 动力装置 | 4 台"斯贝"SM1C 燃气轮机，总功率 47.07 兆瓦，双轴 |
| 武器装备 | 导弹：2 座 4 联装三菱重工的 90 式反舰导弹；洛克希德·马丁公司 MK41 型 32 单元垂直发射系统，发射雷声公司 RIM-162"改进型海麻雀"防空导弹。 |
| | 舰炮：1 座 MK45 Mod 4 型 127 毫米 /62 倍口径舰炮，射速 20 发 / 分，射程 23 千米，弹重 32 千克；2 座 6 管 20 毫米 MK15 型"密集阵"近防武器系统，射速 4 500 发 / 分钟，射程 1.5 千米。 |
| | 鱼雷：2 座三联装 324 毫米鱼雷发射管 |
| 雷达 | FCS-3 对空搜索雷达，G/H/I 频段；FCS-3 火控雷达，G/H/I 频段；OPS-20C 导航雷达 |
| 声呐 | OQQ-22 舰首声呐 |

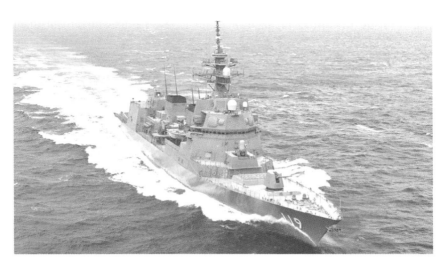

"朝日"级驱逐舰

## 战技指标

| | |
|---|---|
| 标准排水量 | 5 100 吨 |
| 满载排水量 | 6 800 吨 |
| 全长 | 151 米 |
| 全宽 | 18.3 米 |
| 吃水 | 5.4 米 |
| 舰员编制 | 230 人 |
| 航速 | 30 节 |
| 动力装置 | 2 台 LM2500IEC 燃气轮机, 单机最大功率 20 兆瓦; 2 台 IM400 燃气轮机发电机组, 单组功率 2.8 兆瓦; 2 台推进电机, 单机功率 2.5 兆瓦; 1 台 SU12 型柴油机发电机组, 功率 1.8 兆瓦 |
| 武器装备 | 导弹: 洛克希德·马丁公司 MK41 型 32 单元垂直发射系统, 发射雷声公司 RIM-162 "改进型海麻雀"防空导弹和"阿斯洛克"反潜导弹; 2 座 4 联装三菱重工的 90 式反舰导弹。舰炮: 1 座 MK45 Mod 4 型 127 毫米舰炮; 2 座 MK15 型"密集阵"近防武器系统, 射速 4 500 发 / 分钟, 射程 1.5 千米。鱼雷: 2 座三联装 324 毫米鱼雷发射管 |
| 雷达 | 1 部 OPY-1A 多功能有源相控阵雷达, 1 部 OPS-48 对海搜索雷达, 1 部近距对海搜索雷达 |
| 声呐 | OQQ-24 型舰壳声呐, OQR-4 型拖曳阵声呐 |

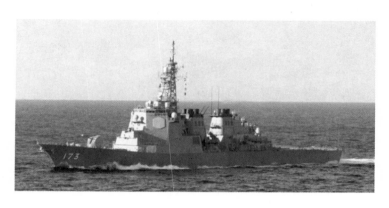

"金刚"级驱逐舰

## 战技指标

| | |
|---|---|
| 标准排水量 | 7 250 吨 |
| 满载排水量 | 9 485 吨 |
| 全长 | 161 米 |
| 全宽 | 21 米 |
| 吃水 | 6.2 米 |
| 舰员编制 | 300 人（军官 27 名） |
| 航速 | 30 节 |
| 动力装置 | 4 台 LM2500 燃气轮机，持续功率 76.21 兆瓦；双轴，可调距螺旋桨 |
| 续航力 | 大于 4 500 海里（航速为 20 节时） |
| 武器装备 | 舰首 MK41 型 29 单元导弹垂直发射系统，舰尾 MK41 型 61 单元导弹垂直发射系统，发射"标准 –2" MR Block 3B 型防空导弹，指令 / 惯性制导，半主动雷达寻的，射程 167 千米（2.5 马赫时）；发射"标准 –3" Block 1A 型防空导弹，指令 / 惯性 /GPS 制导，红外寻的，射程 500 千米（3 马赫时）；发射"阿斯洛克"反潜导弹，惯性制导，射程 1.6 ～ 10 千米（2.5 马赫时）；2 座 4 联装"鱼叉"反舰导弹发射装置，主动雷达寻的，射程 92 千米（0.9 马赫时），战斗部重 227 千克；舰炮：1 座 127 毫米 /54 倍口径舰炮，射速 45 发 / 分钟，射程 23 千米，弹重 32 千克；2 座 6 管 20 毫米 MK15 型"密集阵"近防武器系统，射速 3 000 发 / 分钟，射程 1.5 千米；2 座三联装 324 毫米 HOS 302 型反潜鱼雷发射管，装载 MK46 Mod 5 型反潜鱼雷，主 / 被动寻的，射程 11 千米（40 节），战斗部重 44 千克 |
| 识别特征 | 舰型为高干舷的平甲板型，采用垂直的四角格子桅杆 |

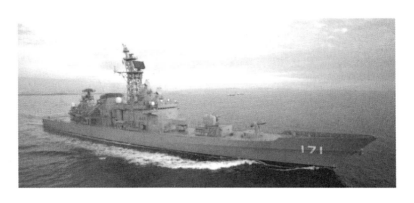

"旗风"级驱逐舰

## 战技指标

| | |
|---|---|
| 标准排水量 | 4 600 吨 |
| 满载排水量 | 5 900 吨 |
| 全长 | 150 米 |
| 全宽 | 16.4 米 |
| 吃水 | 4.8 米 |
| 舰员编制 | 260 人（军官 23 人） |
| 航速 | 30 节 |
| 动力装置 | 2 台"奥林普斯"TM–3B 燃气轮机，总功率 36.8 兆瓦; 2 台"斯贝"SM–1A 燃气轮机，总功率 19.9 兆瓦；双轴，可调距螺旋桨 |
| 武器装备 | 2 座 4 联装 RGM–84"鱼叉"Block 1B 反舰导弹发射装置，主动雷达寻的，射程 92 千米（0.9 马赫时），战斗部重 227 千克；1 座 MK13 Mod4 型"标准 –1"MR Block 6A 防空导弹发射装置，指令制导，半主动雷达寻的，射程 38 千米（2 马赫时），射高 45 ~ 18 288 米；1 座八联装 MK112 型"阿斯洛克"反潜导弹发射装置，惯性制导，射程 1.6 ~ 10 千米（0.9 马赫时）；2 座 MK42 型 127 毫米/54 倍口径舰炮，射速 20 ~ 40 发 / 分钟，反舰射程 24 千米，弹重 32 千克；2 座 6 管 20 毫米 MK15 型"密集阵"近防武器系统，射速 3 000 发 / 分钟，射程 1.5 千米；2 座三联装 324 毫米反潜鱼雷发射管，发射 MK46 Mod 5 型鱼雷，主 / 被动寻的，射程 11 千米（40 节），战斗部重 44 千克 |
| 声呐 | OQS–4 Mod1 型舰首声呐，主动搜索攻击，中频 |

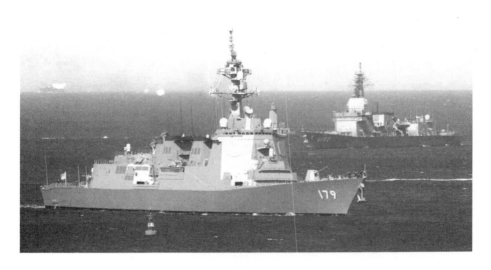

"摩耶"号驱逐舰

## 战技指标

| | |
|---|---|
| 标准排水量 | 8 200 吨 |
| 满载排水量 | 10 500 吨 |
| 全长 | 170 米 |
| 全宽 | 21 米 |
| 吃水 | 6.2 米 |
| 航速 | 30 节 |
| 动力装置 | 2 台燃气涡轮，2 台柴油发动机 |
| 武器装备 | 96 单元 MK41 垂直发射系统，2 座 4 联装反舰导弹发射器，1 座 MK–45 Mod 4 型 127 毫米舰炮，2 座 MK–32 Mod 9 鱼雷发射管 |
| 雷达 | "宙斯盾"SPY–1D（Ⅴ）相控阵雷达 |
| 服役时间 | 2020 年 3 月 19 日 |

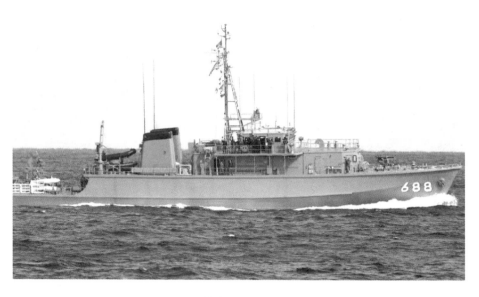

"管岛"级扫雷舰

## 战技指标

| | |
|---|---|
| 标准排水量 | 430 吨 |
| 满载排水量 | 510 吨 |
| 全长 | 54 米 |
| 全宽 | 9.4 米 |
| 吃水 | 2 米 |
| 航速 | 14 节 |
| 武器装备 | 1 门 20 毫米 JM-61 "海火神" 舰炮 |
| 雷达 | OPDS-39B 型对海搜索雷达 |
| 声呐 | 马可尼 GEC2093 型变深声呐 |
| 服役时间 | 1999 年 3 月 |

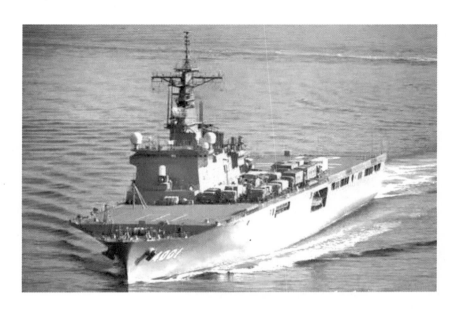

"大隅"级运输舰

## 战技指标

| | |
|---|---|
| 标准排水量 | 8 900 吨 |
| 满载排水量 | 14 000 吨 |
| 全长 | 178 米 |
| 全宽 | 25.8 米 |
| 吃水 | 6 米 |
| 最高航速 | 22 节 |
| 动力系统 | 2 台三井 16V42M–A 柴油发动机，27 000 马力 |
| 运载能力 | 甲板停放 6 架直升机，能同时起降 2 架直升机，搭载 330 人，15 辆 90 式主战坦克，2 艘 LCAC 登陆气垫船 |
| 服役时间 | 1998 年 |

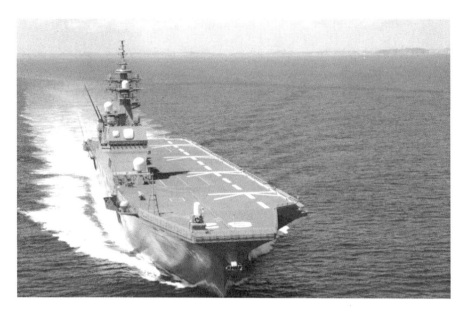

"日向"级直升机母舰

## 战技指标

| | |
|---|---|
| 标准排水量 | 13 500 吨 |
| 满载排水量 | 18 000 吨 |
| 全长 | 197 米 |
| 全宽 | 33 米 |
| 吃水 | 9.7 米 |
| 舰员编制 | 340 人（军官 25 名） |
| 航速 | 30 节 |
| 动力装置 | 4 台 LM2500 燃气轮机，双轴推进 |
| 续航力 | 6 000 海里（20 节时） |
| 武器装备 | MK41 Mod5 型 16 单元垂直发射装置；雷声公司的"海麻雀"RIM-7P，半主动雷达制导，射程 18 千米（3.6 马赫时），战斗重 38 千克；垂直发射型 MK46 Mod5 "阿斯洛克"反潜导弹 12 枚；2 座 6 管 20 毫米 MK15 型"密集阵"近防武器系统，射速 4 500 发 / 分钟，射程 1.5 千米；2 座三联装 HOS-303 324 毫米鱼雷发射管 |
| 雷达 | FCS-3 对空搜索 / 火控雷达，G/H/I 频段；JRC OPS-20C 导航雷达，I 频段 |
| 声呐 | OQS-21 型舰首声呐 |

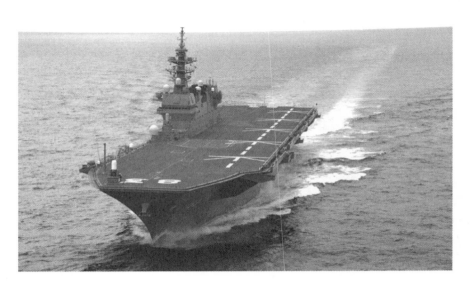

**"出云"号直升机航母**

## 战技指标

| | |
|---|---|
| 标准排水量 | 19 500 吨 |
| 满载排水量 | 27 000 吨 |
| 全长 | 248 米 |
| 全宽 | 38 米 |
| 吃水 | 7.1 米 |
| 最大航速 | 30 节 |
| 动力装置 | 4 台通用电气 LM-2500 燃气轮机 |
| 总功率 | 13.4 万马力 |
| 推进器 | 双轴双舵，2 个可调螺距螺旋桨 |
| 乘员 | 520 名 |
| 舰载机 | 14 架，包括 SH-60J / K 反潜侦察机、MCH-101 扫雷 / 运输机等 |
| 武器装备 | 2 套海拉姆滚体近程防御武器系统，2 套密集阵近程防御武器系统 |
| 雷达 | 1 部 OPS-50 有源相控阵雷达，1 部 OPS-28 平面搜索雷达 2 部直升机管制 / 导航雷达 |
| 声呐 | 1 部 OQQ-23 舰首主 / 被动声呐 |

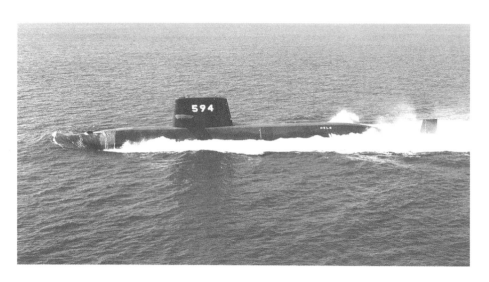

"亲潮"级潜艇

## 战技指标

| | |
|---|---|
| 排水量 | 2 750 吨（水上），3 556 吨（水下） |
| 主尺度 | 81.7 米 ×8.9 米 ×7.9 米 |
| 艇员编制 | 70 人（军官 10 名） |
| 航速 | 12 节（水上），20 节（水下） |
| 动力装置 | 2 台川崎重工的 12V25S 柴油机，4.1 兆瓦；2 台川崎重工的交流机，3.7 兆瓦；2 台富士重工的电机，5.7 兆瓦；单轴 |
| 武器装备 | 美国波音公司的"鱼叉"潜射反舰导弹，射程 70 海里（0.9 马赫时），战斗重 227 千克，从鱼雷发射管发射；6 具 533 毫米鱼雷发射管，发射 89 型线导鱼雷，主 / 被动寻的，速度为 40 节 / 55 节时射程为 27 海里 / 21 海里，战斗部重 267 千克，携带 20 枚导弹和鱼雷 |
| 雷达 | 日本无线电公司的 ZPS-6 对海搜索雷达 |
| 声呐 | ZQQ-6 综合声呐，主 / 被动搜索和攻击，中 / 低频 |
| 识别特征 | 指挥台围壳和舰体上层建筑的横截面呈倒 V 形锥体结构，舰体平滑 |

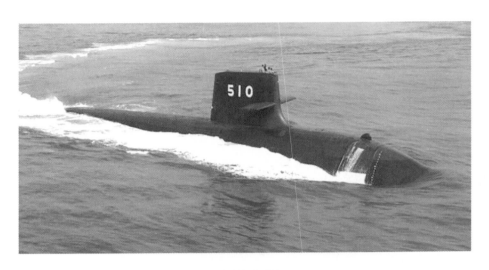

"苍龙"级潜艇

## 战技指标

| | |
|---|---|
| 标准排水量 | 2 950 吨 |
| 满载排水量 | 4 100 吨 |
| 主尺度 | 84 米 ×9.1 米 ×10.3 米 |
| 吃水 | 8.5 米 |
| 艇员编制 | 65 人 |
| 航速 | 12 节（水上），20 节（水下） |
| 潜深 | 500 米 |
| 动力装置 | 2 台柴油机、4 台 V4–275R 发动机和 1 台主推进电机 |
| 武器装备 | 美国波音公司的"鱼叉"潜射反舰导弹，射程 70 海里（0.9 马赫时）；6 具 533 毫米发射管，发射 89 型线导鱼雷，主 / 被动寻的，速度为 40 节 / 55 节时射程为 27 海里 / 21 海里 |
| 雷达 | 日本无线电公司的 ZPS–6F 对海搜索雷达 |
| 声呐 | ZQQ–7 综合声呐 |
| 识别特征 | 采用 X 型尾舵（"苍龙"级潜艇的外形与"亲潮"级基本相同） |

# 空中装备

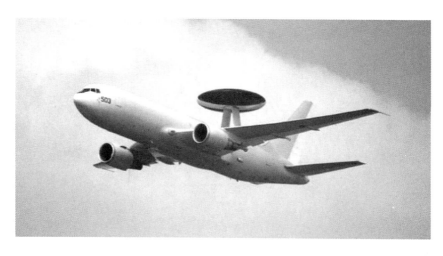

E-767 预警机

## 战技指标

| | |
|---|---|
| 总长 | 48.51 米 |
| 总高 | 15.85 米 |
| 翼展 | 47.75 米 |
| 雷达罩直径 | 9.14 米 |
| 最大起飞质量 | 174.6 吨 |
| 最大平飞速度 | 800 千米 / 小时 |
| 实用升限 | 10.363 ~ 12.223 千米 |
| 航程 | 10 371 千米（内部燃料） |
| 动力系统 | 2 台通用 CF-80C2B6FA 涡扇发动机，单台推力 273.6 千牛 |
| 续航时间 | 9.25 小时（半径 1 852 千米），13 小时（半径 557 千米） |
| 预警能力 | 作战高度上能探测 320 千米外的目标，对高空目标的探测距离达 600 千米，可同时跟踪数百个空中目标，并能自动引导和指挥 30 批飞机进行拦截作战 |
| 服役时间 | 1998 年 3 月 |
| 识别特征 | 后掠式下单翼；机身后部上方"飞碟"雷达罩；机翼下有 2 台涡扇发动机 |

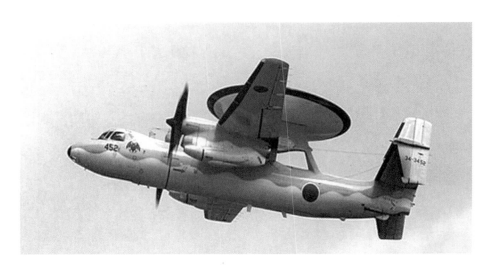

E-2C 预警机

## 战技指标

| | |
|---|---|
| 长度 | 17.54 米 |
| 翼展 | 24.56 米 |
| 机高 | 5.58 米 |
| 空重 | 17.256 吨 |
| 最大平飞速度 | 626 千米 / 小时 |
| 最大起飞质量 | 23.54 吨 |
| 最大航程 | 2 800 千米 |
| 预警巡航高度 | 9 144 米 |
| 动力系统 | 2 台 T56-A-425 涡轮螺旋桨发动机，单台功率 3 661 千瓦 |
| 续航时间 | 6 小时 30 分钟 |
| 实用升限 | 10 千米 |
| 载员 | 5 人（2 名飞行员，1 名情报官，1 名空中指挥军官和 1 名雷达操作员） |
| 机载雷达 | APS-145 脉冲多普勒雷达，探测距离 480 千米 |
| 预警能力 | 高空轰炸机 741 千米，低空轰炸机 463 千米，舰船 360 千米，低空战斗机 408 千米，低空巡航导弹 269 千米。可同时跟踪 250 个目标，引导 45 架战斗机进行空战 |
| 识别特征 | 采用悬臂式梯形上单翼结构，机翼可折叠；机翼下 2 台涡轮螺旋桨发动机；背部有 1 个圆盘状雷达天线罩 |

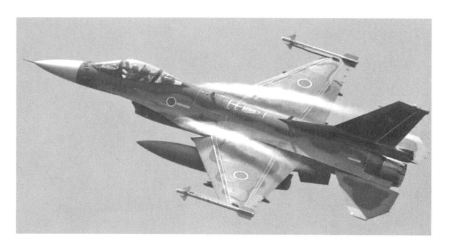

F-2A/B 战斗机

## 战技指标

| | |
|---|---|
| 机长 | 15.52 米 |
| 机高 | 4.96 米 |
| 翼展 | 11.13 米 |
| 空重 | 12 吨 |
| 机翼面积 | 34.84 平方米 |
| 机内燃油质量 | 3.602 吨 |
| 最大起飞质量 | 22.1 吨 |
| 发动机 | 1 台 F100-GE-129 涡扇发动机 |
| 推力 | 131.6 千牛 |
| 最大速度 | 约 2 马赫 |
| 实用升限 | 18 千米 |
| 起飞滑跑距离 | 450 米 |
| 着陆滑跑距离 | 400 米 |
| 作战半径 | 约 834 千米 |
| 机载武器 | 1 门 M61A1 型 6 管 20 毫米航炮，备弹 512 发；共有 13 个外挂点，最多可同时使用 11 个挂点；主要空战武器包括 AIM-7F/M、AIM-9L、AAM-3、AAM-4、AAM-5 空空导弹和 ASM-1、ASM-2 空舰导弹 |
| 识别特征 | 在进气口右侧有 1 个指示吊舱系统；B 型机为双座教练机；机翼与平尾之间的机身下方两侧，各有两片大尺寸腹鳍；垂尾翼根后部突出段由窄变粗 |

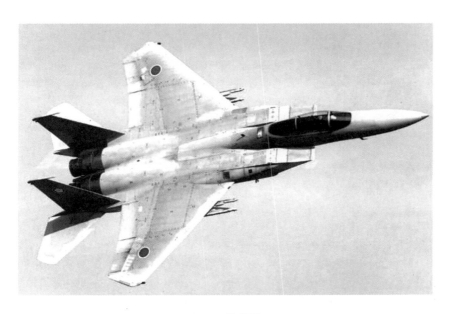

F-15J 战斗机

## 战技指标

| | |
|---|---|
| 机长 | 19.43 米 |
| 机高 | 5.63 米 |
| 翼展 | 13.05 米 |
| 空重 | 12.973 吨 |
| 发动机 | 2 台 F100-PW-220E 涡扇发动机 |
| 推力 | 2×106 千牛 |
| 最大速度 | 大于 2.5 马赫 |
| 实用升限 | 18.29 千米 |
| 起飞滑跑距离 | 275 米 |
| 着陆滑跑距离 | 1 067 米 |
| 最大航程 | 4 630 千米 |
| 作战半径 | 1 100 千米 |
| 机载武器 | 载弹量 7 620 千克；1 门 M61A1 型 "火神" 20 毫米航炮，备弹 940 发，可挂 4 枚 AIM-9L/M "响尾蛇" 近距空空导弹或三菱重工的 90 式 AAM-3 近距空空导弹，4 枚 AIM-7E/F "麻雀" 中距空空导弹 |
| 识别特征 | 进气道侧面半埋式挂架；F-15DJ 战斗机为 F-15J 的双座战斗教练型号 |

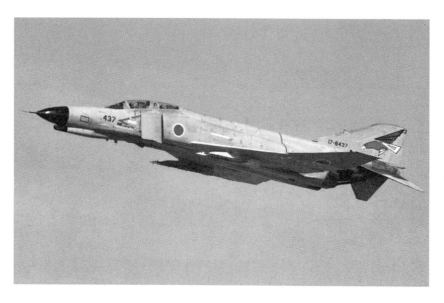

F-4EJ 改战斗机

## 战技指标

| | |
|---|---|
| 机长 | 19.2 米 |
| 机高 | 5.02 米 |
| 翼展 | 11.71 米 |
| 空重 | 13.757 吨 |
| 发动机 | 2 台 J79GE-17A 涡喷发动机 |
| 推力 | 2×79.6 千牛 |
| 最大速度 | 大于 2 马赫（高度 12.192 千米） |
| 实用升限 | 16.58 千米 |
| 起飞滑跑距离 | 1 338 米 |
| 着陆滑跑距离 | 926～951 米 |
| 作战半径 | 795 千米（防御制空）～1 264 千米（区域截击） |
| 机载武器 | 1 门 M61A1 型"火神"20 毫米航炮，备弹 639 发；机身下可半埋式携带 4 枚 AIM-7"麻雀"中距或 AIM-9"响尾蛇"近距空空导弹，或在 7 外挂点（机身下 1 个，每侧机翼各 3 个）共带 7 264 千克炸弹 |
| 识别特征 | 双后向天线罩安装在尾翼尖端，前向天线安装在翼尖，叶片天线安装在背脊上，起落架上较低的 UHF 天线尺寸更大，这也是 F-4EJ 改和 F-4EF 改战斗机在外部的唯一区分点 |

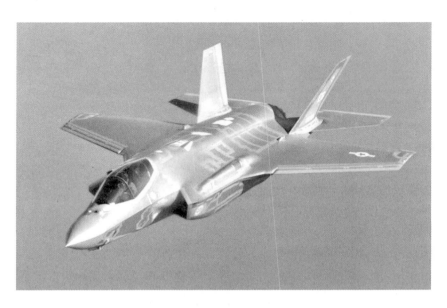

F-35A 联合攻击战斗机

## 战技指标

| | |
|---|---|
| 机长 | 15.67 米 |
| 翼展 | 10.67 米 |
| 机翼面积 | 42.7 米 |
| 使用空重 | 13.29 吨 |
| 最大燃油质量 | 8.278 吨 |
| 最大起飞质量 | 31.751 吨 |
| 最大平飞速度 | 高空 1.6 马赫、低空 1.1 马赫（机内满油，无外挂） |
| 作战半径 | 1 092 千米 |
| 服役时间 | 2017 年 |
| 识别特征 | 单座、单发动机隐形多用途战斗机 |

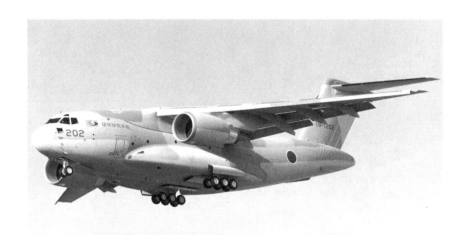

C–2 运输机

## 战技指标

| 机长 | 43.9 米 |
| 机高 | 14.2 米 |
| 翼展 | 44.4 米 |
| 最大运载质量 | 30 吨 |
| 最大飞行速度 | 980 千米 / 小时 |
| 巡航速度 | 890 千米 / 小时 |
| 最大起飞质量 | 141.4 吨 |
| 空重 | 60.8 吨 |
| 最大航程 | 10 000 千米 |
| 实用升限 | 12.2 千米 |
| 乘员 | 3 人 |
| 服役时间 | 2016 年 6 月 30 日 |
| 识别特征 | 机身短粗；面积巨大的上单翼下安装有两台涡扇发动机；机尾上翘有大面积的尾门；高大的 T 形垂尾 |

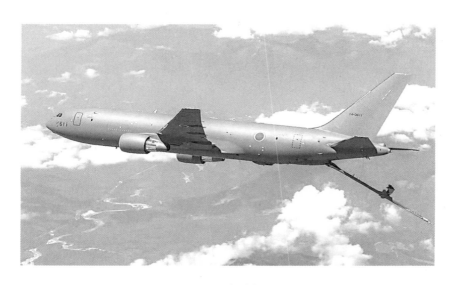

KC-46 加油机

## 战技指标

| | |
|---|---|
| 机长 | 50.5 米 |
| 机高 | 16.1 米 |
| 翼展 | 47.5 米 |
| 空重 | 82.377 吨 |
| 最大起飞质量 | 188.241 吨 |
| 最大着陆质量 | 140.614 吨 |
| 燃油质量 | 96.265 吨 |
| 最大传输燃油负载 | 94.198 吨 |
| 动力系统 | 2 台 PW4062 涡扇发动机，每台推力 280 千牛 |
| 最大飞行速度 | 914 千米 / 小时 |
| 巡航速度 | 851 千米 / 小时 |
| 航程 | 11 830 千米 |
| 实用升限 | 12.2 千米 |
| 服役时间 | 2021 年 |
| 识别特征 | 宽体、下单翼；可伸缩三轮起落架；机翼下有 2 台发动机 |

# 太空装备

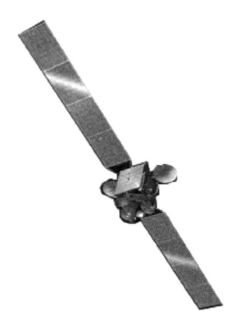

超鸟 –D

## 战技指标

| | |
|---|---|
| 卫星平台 | A2100AX |
| 发射质量 | 3.53 吨 |
| 设计寿命 | 13 年 |
| 轨道类型 | 地球静止轨道 |
| 轨道位置 | 东经 100° |
| 主要载荷 | 24 台 120 瓦的 Ku 频段转发器、X 频段转发器 |
| 服役时间 | 2000 年 |

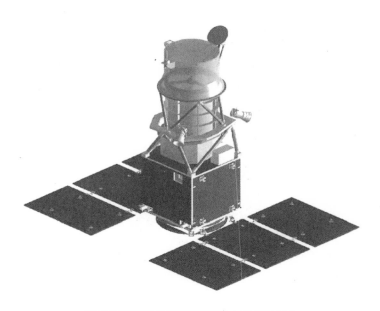

新型系统架构先进观测卫星（光学卫星）

## 战技指标

| | |
|---|---|
| 发射质量 | 450 千克 |
| 卫星尺寸 | 2.5 米 ×3.5 米 ×3.2 米 |
| 卫星功率 | 1.3 千瓦 |
| 设计寿命 | 3～5 年 |
| 稳定方式 | 三轴稳定 |
| 指向范围 | － 45°～＋ 45° |
| 转动速率 | 1°/ 秒 |
| 轨道类型 | 太阳同步轨道 |
| 轨道高度 | 504 千米 |
| 轨道倾角 | 97.4° |
| 主要载荷 | 光学相机 |
| 全色分辨率 | 0.5 米 |
| 多普勒分辨率 | 2 米 |
| 成像幅宽 | 10 千米 |
| 服役时间 | 2014 年 |

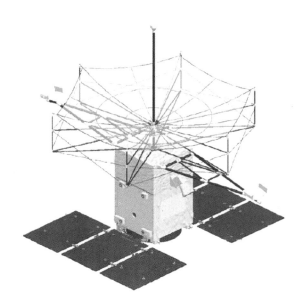

新型系统架构先进观测卫星（雷达卫星）

## 战技指标

| | |
|---|---|
| 发射质量 | 495 千克 |
| 卫星尺寸 | 2.6 米 ×3.5 米 ×3 米 |
| 卫星功率 | 1.3 千瓦 |
| 设计寿命 | 5 年 |
| 稳定方式 | 三轴稳定 |
| 指向范围 | － 45°～ ＋ 45° |
| 转动速率 | 1°/ 秒 |
| 轨道类型 | 太阳同步轨道 |
| 主要载荷 | 合成孔径雷达 |
| 工作频段 | X 频段 |
| 分辨率 | 1 米 |
| 成像幅宽 | 10 千米 |
| 服役时间 | 2018 年 |

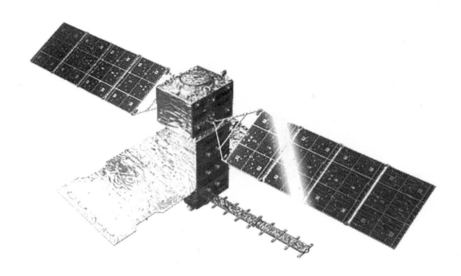

先进雷达卫星

## 战技指标

| | |
|---|---|
| 发射质量 | 约 3 吨 |
| 卫星尺寸 | 10 米 ×20 米 ×6.4 米 |
| 设计寿命 | 7 年 |
| 稳定方式 | 三轴稳定 |
| 轨道类型 | 太阳同步轨道 |
| 轨道高度 | 628 千米 |
| 主要载荷 | 合成孔径雷达 |
| 工作频段 | L 频段 |
| 聚束成像 | 分辨率：1 米 ×3 米；成像幅宽：35 千米 ×35 千米 |
| 条带成像 | 分辨率：3 米、6 米、10 米；成像幅宽：100 ~ 200 千米 |
| 扫描成像 | 分辨率：25 米；成像幅宽：700 千米 |
| 服役时间 | 2021 年 |

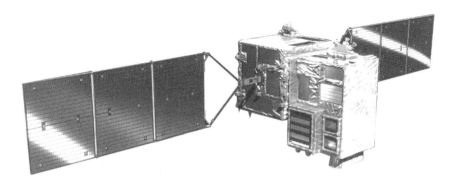

先进光学卫星

## 战技指标

| | |
|---|---|
| 发射质量 | 3 吨 |
| 卫星尺寸 | 5 米 ×16 米 ×3.5 米 |
| 设计寿命 | 7 年 |
| 稳定方式 | 三轴稳定 |
| 指向范围 | － 60° ~ ＋ 60° |
| 轨道类型 | 太阳同步轨道 |
| 轨道高度 | 669 千米 |
| 主要载荷 | 光学相机 |
| 全色分辨率 | 0.8 米 |
| 多普勒分辨率 | 3.2 米 |
| 成像幅宽 | 70 千米 |
| 服役时间 | 2020 年 |

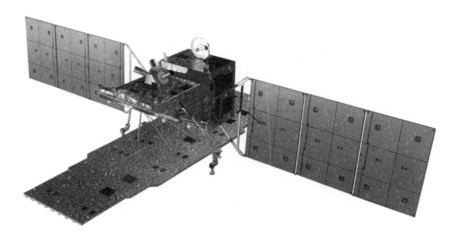

先进陆地观测卫星

## 战技指标

| | |
|---|---|
| 发射质量 | 2.1 吨 |
| 卫星尺寸 | 10 米 ×16.5 米 ×3.7 米 |
| 卫星功率 | 5.2 千瓦 |
| 设计寿命 | 5 年 |
| 稳定方式 | 三轴稳定 |
| 指向范围 | － 30° ~ ＋ 30° |
| 转动速率 | 0.7°/ 秒 |
| 轨道类型 | 太阳同步轨道 |
| 轨道高度 | 628 千米 |
| 轨道倾角 | 97.9° |
| 主要载荷 | 合成孔径雷达 |
| 工作频段 | L 频段 |
| 聚束成像 | 分辨率：1 米 ×3 米；成像幅宽：25 千米 ×25 千米 |
| 条带成像 | 分辨率：3 米、6 米、10 米；成像幅宽：50 千米、70 千米 |
| 扫描成像 | 分辨率：60 米、100 米；成像幅宽：350 千米、490 千米 |
| 服役时间 | 2014 年 |

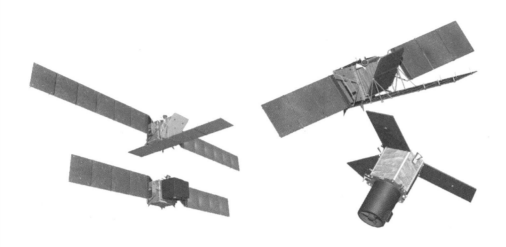

"情报收集卫星"第三代（光学卫星）

## 战技指标

| | |
|---|---|
| 设计寿命 | 5 年 |
| 稳定方式 | 三轴稳定 |
| 轨道类型 | 太阳同步轨道 |
| 轨道高度 | 520 千米 |
| 轨道倾角 | 97.4° |
| 主要载荷 | 全色光学相机 |
| 分辨率 | 0.4 米 |
| 服役时间 | 2013 年 |

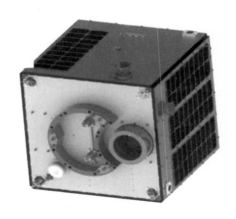

"金鯱卫星"系列

## 战技指标

| | |
|---|---|
| 发射质量 | 50 千克 |
| 卫星尺寸 | 0.5 米 ×0.5 米 ×0.5 米 |
| 轨道高度 | 520 千米 |
| 轨道类型 | 太阳同步轨道 |
| 工作频段 | 业余无线电频段 |
| 主要载荷 | 光学相机、红外相机 |
| 分辨率 | 10 米（光学），130 米（红外） |
| 视场 | 2.1°×1.6°（光学），4.6°×3.7°（红外） |
| 服役时间 | 2014 年 |

# 导弹防御装备

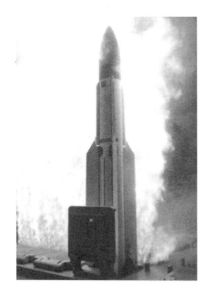

"标准 –3" 导弹

## 战技指标

最大作战距离 标准 –3 Block1A：500 千米；

      标准 –3 Block1B：500 千米；

      标准 –3 Block2A：1 500 千米

最大作战高度 标准 –3 Block1A：400 千米；

      标准 –3 Block1B：400 千米；

      标准 –3 Block2A：1 200 千米

最大速度   标准 –3 Block1A：3.5 千米 / 秒；

      标准 –3 Block1B：3.5 千米 / 秒；

      标准 –3 Block2A：4.5 千米 / 秒

制导体制   惯导 + 中段 GPS 辅助导航与指令修正 + 末段红外成像寻的
      制导

弹长     6.58 米

弹径     标准 –3 Block1A：343 毫米；标准 –3 Block1B：343 毫米；

      标准 –3 Block2A：534 毫米

杀伤方式   动能碰撞

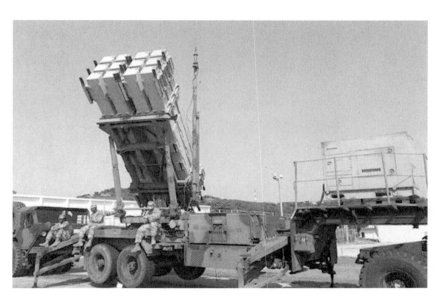

"爱国者 –3" 防空导弹（PAC–3 防空导弹）

## 战技指标

| | |
|---|---|
| 全弹长 | 4.635 米 |
| 弹径 | 255 毫米 |
| 起飞质量 | 304 千克 |
| 助推火箭质量 | 140 千克 |
| 作战距离 | 30 千米 |
| 作战高度 | 15 千米 |
| 最大飞行速度 | 6 马赫 |
| 最大拦截高度 | 20 千米 |
| 最小拦截高度 | 300 米 |
| 最大拦截距离 | 50 千米 |
| 最小拦截距离 | 500 米 |
| 识别特征 | PAC–3 防空导弹由一级固体助推火箭、制导设备、雷达寻的头、姿态控制与机动控制系统和杀伤增强器等组成 |

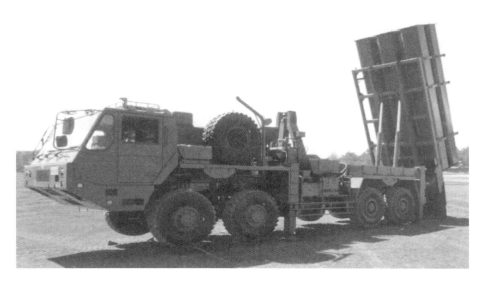

**12 式反舰导弹**

## 战技指标

| | |
|---|---|
| 弹长 | 约 5 米 |
| 弹径 | 350 毫米 |
| 发射质量 | 700 千克 |
| 最大射程 | 900～1 500 千米 |
| 动力系统 | 1 台 TJM2 型涡喷发动机加固体火箭发动机 |
| 制导模式 | 惯性制导 +GPS+ 末端 Ka 波段有源相控阵雷达制导 + 地形匹配制导 |
| 导弹类型 | 车载型岸基反舰导弹 |
| 最大飞行速度 | 0.9 马赫 |

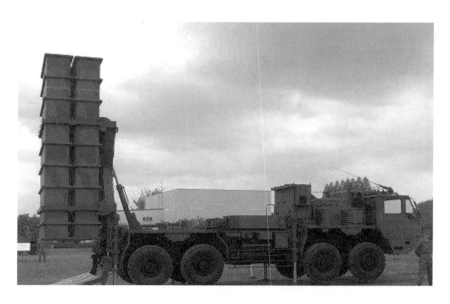

**03 式中程地空导弹**

## 战技指标

| | |
|---|---|
| 打击目标 | 作战飞机、空地导弹、巡航导弹 |
| 弹长 | 4.9 米 |
| 弹径 | 320 毫米 |
| 射程 | 25 ~ 50 千米 |
| 总重 | 570 千克 |
| 发射质量 | 78 千克 |
| 最大飞行速度 | 2.5 马赫 |
| 最大拦截高度 | 10 千米 |
| 攻击方位 | 360° |
| 射高 | 0.03 ~ 18 千米 |
| 动力 | 单级固体火箭发动机 |
| 制导模式 | 主动雷达 + 成像双模制导 |
| 导弹引信 | 近炸、触发 |
| 发射方式 | 垂直发射 |
| 服役时间 | 2005 年 |

# 信 息 系 统

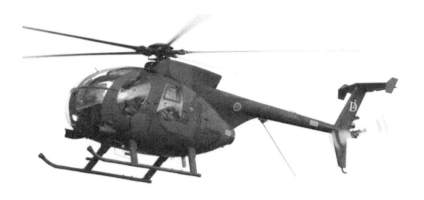

OH–6D 侦察观测直升机

## 战技指标

| | |
|---|---|
| 机长 | 9.3 米 |
| 机宽 | 8.05 米 |
| 机高 | 2.73 米 |
| 乘员 | 4 人 |
| 旋转直径 | 8.05 米 |
| 最大全重 | 1.361 吨 |
| 最大速度 | 282 千米 / 小时 |
| 巡航速度 | 239 千米 / 小时 |
| 实用升限 | 4 481 米 |
| 发动机功率 | 276 千瓦 |
| 识别特征 | 单旋翼，带尾桨 |

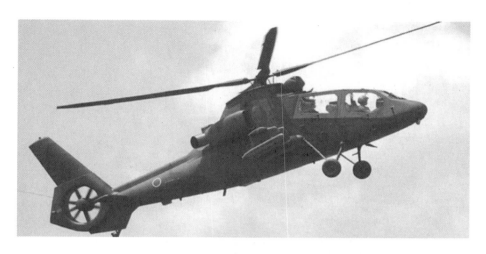

OH-1 侦察观测直升机

## 战技指标

| | |
|---|---|
| 机长 | 13.4 米 |
| 机宽 | 11.6 米 |
| 机高 | 3.8 米 |
| 乘员 | 2 人 |
| 空重 | 2.5 吨 |
| 主旋翼直径 | 11.5 米 |
| 最大起飞质量 | 3.5 吨 |
| 最大平飞速度 | 259 千米 / 小时 |
| 巡航速度 | 222 千米 / 小时 |
| 最大航程 | 550 千米 |
| 作战半径 | 200 千米 |
| 服役时间 | 2000 年 1 月 24 日 |
| 识别特征 | 机身狭长；左右两侧发动机舱；纵列式双人座舱；机身两侧两片武器挂载短翼；尾桨的 8 片螺旋桨采用非对称布置 |

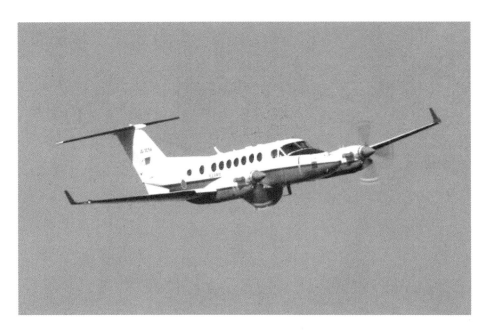

LR-2 联络侦察机

## 战技指标

| | |
|---|---|
| 机长 | 14.22 米 |
| 机宽 | 4.37 米 |
| 机高 | 4.4 米 |
| 翼展 | 17.65 米 |
| 空重 | 4.321 吨 |
| 最大起飞质量 | 6.804 吨 |
| 最大飞行速度 | 584 千米 / 小时 |
| 飞行高度 | 10.667 千米 |
| 最大航程 | 2 515 千米 |
| 乘员 | 13 人 |
| 动力系统 | 2 台普惠 PT6A-60A 发动机 |

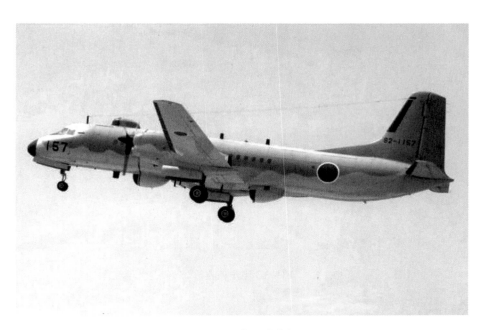

YS-11EB 电子侦察机

## 战技指标

| | |
|---|---|
| 机长 | 26.3 米 |
| 机宽 | 9.13 米 |
| 翼展 | 32 米 |
| 空重 | 15.5 吨 |
| 最大平飞速度 | 476 千米 / 小时 |
| 最大巡航速度 | 454 千米 / 小时 |
| 最大起飞质量 | 24.5 吨 |
| 飞行高度 | 6 580 米 |
| 最大航程 | 1 110 千米 |
| 识别特征 | 机身的顶部有 2 个，腹部有 1 个用于存放设备的球冠形罩 |

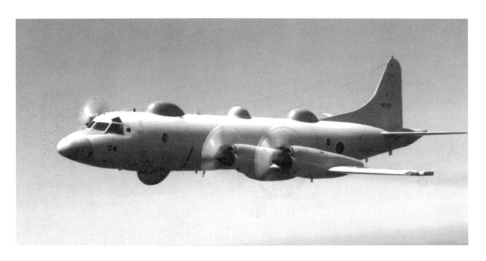

EP-3C 电子侦察机

## 战技指标

| | |
|---|---|
| 机长 | 35.61 米 |
| 机高 | 10.27 米 |
| 翼展 | 30.37 米 |
| 最大飞行速度 | 761 千米 / 小时 |
| 最大起飞质量 | 56 吨 |
| 飞行高度 | 8 500 米 |
| 作战半径 | 3 834 千米 |
| 最大航程 | 8 945 千米 |
| 识别特征 | 机身的顶部有 3 个，腹部有 2 个用于存放设备的球冠形罩 |

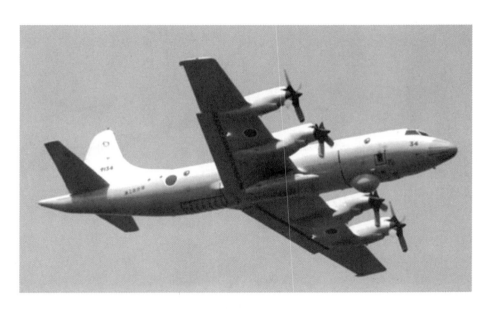

OP-3C 图像情报侦察机

## 战技指标

| | |
|---|---|
| 机长 | 32.7 米 |
| 机高 | 10.3 米 |
| 翼展 | 30.4 米 |
| 乘员 | 10 人 |
| 最大平飞速度 | 700 千米 / 小时 |
| 最大起飞质量 | 56 吨 |
| 巡航速度 | 620 千米 / 小时 |
| 实用升限 | 8 780 米 |
| 最大航程 | 8 945 千米 |
| 识别特征 | 机身下的雷达整流罩；右机翼下的 DB-110 侦察吊舱 |

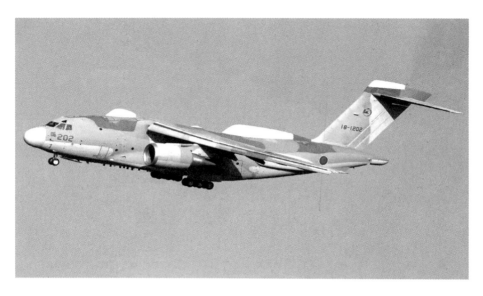

RC-2 电子侦察机

## 战技指标

| | |
|---|---|
| 机长 | 43.9 米 |
| 机高 | 14.2 米 |
| 翼展 | 44.4 米 |
| 空重 | 60.8 吨 |
| 载重 | 30 吨 |
| 最大速度 | 917 千米 / 小时 |
| 巡航速度 | 890 千米 / 小时 |
| 动力系统 | 2 台通用电气公司的 CF-6-80C2K1F 涡扇发动机 |
| 最大航程 | 7 600 千米 |
| 最大起飞质量 | 141 吨 |
| 最大飞行高度 | 12 千米 |
| 服役时间 | 2020 年 10 月 1 日 |
| 识别特征 | 机头、机身两侧、主翼末端、垂尾顶部安装有大型整流罩 |